Sabores Orientais

Explore a Riqueza da Culinária Chinesa e Descubra os Segredos de Pratos Tradicionais

Li Mei

Conteúdo

Entrada	*9*
pãezinhos de porco cozidos no vapor	*11*
carne de porco com repolho	*13*
Carne De Porco Com Couve E Tomate	*15*
Carne De Porco Marinada Com Couve	*17*
Carne De Porco Com Aipo	*19*
Carne de Porco com Castanhas e Cogumelos	*20*
costeleta de porco suey	*21*
Yakisoba de porco	*23*
Chow Mein De Porco Assado	*25*
carne de porco com chutney	*26*
Porco Com Pepino	*27*
sachês crocantes de carne de porco	*29*
Rolinhos de porco com ovo	*30*
Rolinhos de Ovo de Porco e Camarões	*32*
Carne de Porco Estufada Com Ovo	*33*
porco de fogo	*35*
filé de porco frito	*36*
Porco Cinco Especiarias	*37*
Carne de porco ensopada perfumada	*38*
Carne De Porco Com Alho Picado	*39*
Porco Frito Com Gengibre	*40*
Carne de Porco com Feijão Verde	*41*
Carne De Porco Com Presunto E Tofu	*43*
Espetadas de Porco Frito	*45*
Joelho de porco estufado em molho vermelho	*46*
carne de porco marinada	*48*
Costeletas de porco marinadas	*49*
Porco com Cogumelos	*50*
assado no vapor	*51*
Carne de porco vermelha cozida com cogumelos	*52*
Panqueca de porco com macarrão	*53*

carne de porco e camarão com panqueca com macarrão 54
Carne de porco ao molho de ostra 55
carne de porco com amendoim 56
Carne De Porco Com Páprica 58
Carne de porco picante com picles 59
Carne de porco em molho de ameixa 60
Porco Com Camarões 61
carne de porco vermelha cozida 62
Carne de porco ao molho vermelho 63
Carne De Porco Com Macarrão De Arroz 65
deliciosas bolas de porco 67
Costeletas de porco grelhadas 68
carne de porco picante 69
Fatias de carne de porco escorregadias 71
Carne de porco com espinafre e cenoura 72
carne de porco cozida no vapor 73
porco frito 74
Carne de porco com batata doce 75
carne de porco agridoce 76
carne de porco salgada 78
Porco com Tofu 79
porco frito 80
carne de porco duas vezes cozida 81
Porco Com Legumes 82
Porco Com Nozes 84
wontons de porco 85
Carne de Porco com Castanhas de Água 86
wontons de carne de porco e camarão 87
almôndegas picadas no vapor 88
Costelinha ao molho de feijão preto 90
Costela Grelhada 92
Costelas de bordo assadas 93
costelinha de porco frita 94
Costela com alho-poró 95
Costela Com Cogumelos 97
Costela com laranja 98

costela de abacaxi 100
Costela crocante com camarões 102
Costela com Vinho de Arroz 103
Costela Com Gergelim 104
Costela Doce e Macia 106
Costela Frita 108
Costela Com Tomate 109
carne de porco grelhada 111
Carne de porco fria com mostarda 112
porco assado chinês 113
carne de porco com espinafre 114
bolas de porco fritas 115
Rolinhos de Ovo de Porco e Camarões 116
Carne de porco moída no vapor 118
Carne de porco frita com carne de caranguejo 119
Carne de porco com broto de feijão 120
caril de carne assada 122
caril de carne frita fria 123
Carne com Alho 124
Carne com Gengibre 125
Carne vermelha cozida com gengibre 126
Vitela com Feijão Verde 127
vitela quente 129
pedaços quentes de carne 131
Vitela com Mangetout 133
Carne Assada Marinada 135
Carne Frita e Cogumelos 136
Carne Frita Marinada 137
Guisado de carne com cogumelos 138
Carne frita com macarrão 140
Macarrão De Vitela Com Arroz 141
Vitela com Cebola 143
carne com ervilhas 144
Carne crocante com cebola frita 145
Carne com casca de laranja desidratada 146
Vitela com Molho de Ostra 148

Vitela com Paprika *149*
Bife de pimenta *150*
Vitela com Paprika *152*
Pedaços de carne fritos com pimentão verde *154*
Carne com pepino chinês *155*
bife com batatas *156*
carne vermelha cozida *158*
carne salgada *159*
Carne desfiada *160*
Carne Desfiada Depois da Família *161*
carne moída picante *163*
Carne marinada com espinafre *164*
Carne com feijão preto com chalotas *166*
Carne frita com cebolinha *168*
Carne e Cebola ao Molho de Peixe *169*
carne cozida no vapor *170*
Goulash de Carne *171*
peito de vitela guisado *172*
carne frita *174*
tiras de bife *176*
Carne ao vapor com batata doce *177*
lombo *178*
torrada de carne *180*
Carne desfiada com tofu e pimentão *181*
carne com tomate *182*
Carne vermelha cozida com nabos *183*
Vitela com Legumes *184*
Carne assada *186*
filé recheado *187*
bolinhos de carne *189*
almôndegas crocantes *191*
Carne moída com castanha de caju *192*
Vitela ao Molho Vermelho *193*
Bolas de vitela com arroz pegajoso *194*
Almôndegas em molho agridoce *195*
pudim de carne no vapor *197*

carne moída no vapor *199*
Carne moída frita com molho de ostra *200*
rolinho de carne *201*
Bolinhas de carne e espinafre *202*
Carne Frita Com Tofu *203*
Cordeiro com espargos *204*
cordeiro grelhado *205*
Cordeiro com Feijão Verde *206*
Cordeiro assada *207*
Cordeiro com brócolis *208*
Cordeiro com Castanhas D'água *209*
cordeiro com repolho *211*
Cordeiro Chow Mein *212*
curry de cordeiro *213*
cordeiro perfumado *214*
Cubos de Cordeiro Grelhado *215*
Cordeiro com Mangetout *216*
Cordeiro marinado *218*
Cordeiro com Cogumelos *219*

Entrada

Todo mundo que adora cozinhar adora experimentar novos pratos e novas sensações gustativas. Nos últimos anos, a culinária chinesa tornou-se extremamente popular porque oferece uma variedade de sabores. A maioria dos pratos é confeccionada na bancada da cozinha, e muitos são rápidos de preparar e cozinhar, tornando-os ideais para cozinheiros ocupados que querem preparar um prato apetitoso e apelativo quando não há tempo a perder. Se você realmente gosta de culinária chinesa, provavelmente já tem um wok, e é a ferramenta perfeita para cozinhar a maioria dos pratos do livro. Se ainda não está convencido de que este estilo de cozinha é para si, experimente as receitas numa boa frigideira ou caçarola. Depois de descobrir como é fácil de preparar e como é delicioso comer, com certeza vai querer investir em uma wok para sua cozinha.

pãezinhos de porco cozidos no vapor

12 atrás

30 ml / 2 colheres de sopa de molho hoisin

15 ml / 1 colher de sopa de molho de ostra

15 ml / 1 colher de sopa de molho de soja

2,5 ml / ½ colher de chá de óleo de gergelim

30 ml / 2 colheres de sopa de óleo de amendoim

10 ml / 2 colheres de chá de raiz de gengibre ralada

1 dente de alho amassado

300ml / ½pt / 1¼ xícara de água

15 ml / 1 colher de fubá (farinha de milho)

225 g de carne de porco cozida, picada finamente

4 cebolinhas (brotos), finamente picadas

350g / 12 onças / 3 xícaras de farinha de trigo

15 ml / 1 colher de sopa de fermento em pó

2,5 ml / ½ colher de chá de sal

50g / 2 onças / ½ xícara de banha

5 ml / 1 colher de chá de vinagre de vinho

Quadrados de papel manteiga 12 x 13 cm

Adicione hoisin, ostra e molho de soja e óleo de gergelim. Aqueça o óleo e frite o gengibre e o alho até dourar levemente.

Adicione a mistura de molho e frite por 2 minutos. Misture 120 ml / 4 fl oz / ½ xícara de água com amido de milho e misture na panela. Deixe ferver, mexendo, e cozinhe até a mistura engrossar. Adicione a carne de porco e a cebola e deixe esfriar.

Misture a farinha, o fermento e o sal. Esfregue a banha até que a massa se assemelhe a farinha de rosca fina. Misture o vinagre e a água restante e, em seguida, misture a farinha para fazer uma massa firme. Sove levemente sobre uma superfície enfarinhada, cubra e reserve por 20 minutos.

Sove a massa novamente, depois divida-a em 12 pedaços e forme uma bola com cada um. Abra um círculo de 6/15 cm em uma superfície enfarinhada. Coloque colheres de sopa de recheio no centro de cada círculo, pincele as bordas com água e aperte as bordas para selar o recheio. Pincele um lado de cada quadrado de pergaminho com óleo. Coloque cada rolo em um quadrado de papel, com a costura voltada para baixo. Disponha os rolinhos em uma única camada na grelha fumegante sobre a água fervente. Cubra os pãezinhos e cozinhe no vapor por cerca de 20 minutos até que estejam cozidos.

carne de porco com repolho

para 4 pessoas

6 cogumelos chineses secos
30 ml / 2 colheres de sopa de óleo de amendoim
450 g de carne de porco cortada em tiras
2 cebolas fatiadas
2 pimentões vermelhos cortados em tiras
350 g de repolho branco picado
2 dentes de alho picados
2 pedaços de talo de gengibre picados
30 ml / 2 colheres de sopa de mel
45 ml / 3 colheres de sopa de molho de soja
120ml / 4oz / ½ xícara de vinho branco seco
sal e pimenta
10 ml / 2 colheres de chá de farinha de milho (amido de milho)
15 ml / 1 colher de sopa de água

Mergulhe os cogumelos em água morna por 30 minutos e depois escorra. Descarte os talos e corte as pontas. Aqueça o óleo e frite a carne de porco até dourar levemente. Adicione os legumes, o alho e o gengibre e frite por 1 minuto. Adicione o mel, o molho de soja e o vinho, deixe ferver, tampe e cozinhe por 40 minutos até que a carne esteja cozida. Tempere com sal e pimenta. Junte o fubá e a água e misture na panela. Deixe ferver, mexendo sempre, e cozinhe por 1 minuto.

Carne De Porco Com Couve E Tomate

para 4 pessoas

30 ml / 2 colheres de sopa de óleo de amendoim

450 g de carne de porco magra, fatiada

sal e pimenta moída na hora

1 dente de alho amassado

1 cebola finamente picada

½ repolho picado

450 g de tomates sem pele e cortados em quartos

250ml / 8 onças / 1 xícara de caldo

30 ml / 2 colheres de sopa de farinha de milho (amido de milho)

15 ml / 1 colher de sopa de molho de soja

60 ml / 4 colheres de sopa de água

Aqueça o óleo e frite a carne de porco, sal, pimenta, alho e cebola até dourar levemente. Adicione o repolho, o tomate e o caldo, deixe ferver, tampe e cozinhe por 10 minutos até o repolho ficar macio. Misture o fubá, o molho de soja e a água até formar uma pasta, misture em uma panela e cozinhe, mexendo, até o molho engrossar.

Carne De Porco Marinada Com Couve

para 4 pessoas

350g / 12 onças de pancetta
2 cebolinhas (mola), picadas
1 fatia de raiz de gengibre, picada
1 pau de canela
3 cravos de anis estrelado
45 ml / 3 colheres de sopa de açúcar mascavo
600ml / 1pt / 2½ xícaras de água
15 ml / 1 colher de sopa de óleo de amendoim
15 ml / 1 colher de sopa de molho de soja
5 ml / 1 colher de chá de purê de tomate (pasta)
5 ml / 1 colher de chá de molho de ostra
100g / 4oz corações bok choy
100g / 4oz pak choi

Corte a carne de porco em pedaços de 10/4 cm e coloque em uma tigela. Adicione a cebolinha, o gengibre, a canela, o anis estrelado, o açúcar e a água e reserve por 40 minutos. Aqueça o azeite, retire a carne de porco da marinada e adicione à panela. Frite até dourar levemente, depois acrescente o molho de soja, o extrato de tomate e o molho de ostra. Deixe ferver e cozinhe por cerca de 30 minutos, até que a carne de porco esteja macia e o líquido reduzido, adicionando um pouco mais de água conforme necessário durante o cozimento.

Enquanto isso, cozinhe o repolho e o pak choi por cerca de 10 minutos até ficarem macios. Disponha-os num prato de servir quente, cubra com a carne de porco e regue com o molho.

Carne De Porco Com Aipo

para 4 pessoas

45 ml / 3 colheres de sopa de óleo de amendoim (amendoim)
1 dente de alho amassado
1 cebolinha (spring on), picada
1 fatia de raiz de gengibre, picada
225 g de carne de porco magra, cortada em tiras
100 g de aipo, em fatias finas
45 ml / 3 colheres de sopa de molho de soja
15 ml / 1 colher de sopa de vinho de arroz ou xerez seco
5 ml / 1 colher de chá de fubá (farinha de milho)

Aqueça o óleo e frite o alho, a cebolinha e o gengibre até dourar levemente. Adicione a carne de porco e frite por 10 minutos até dourar. Adicione o aipo e frite por 3 minutos. Adicione o restante dos ingredientes e frite por 3 minutos.

Carne de Porco com Castanhas e Cogumelos

para 4 pessoas

4 cogumelos chineses secos

100 g / 4 onças / 1 xícara de castanhas

30 ml / 2 colheres de sopa de óleo de amendoim

2,5 ml / ½ colher de chá de sal

450 g de carne de porco magra cortada em cubos

15 ml / 1 colher de sopa de molho de soja

375 ml / 13 fl oz / 1 ½ xícaras de caldo de galinha

100g/4 onças de castanhas d'água, fatiadas

Mergulhe os cogumelos em água morna por 30 minutos e depois escorra. Descarte os talos e corte os topos ao meio. Escalde as castanhas em água fervente por 1 minuto e escorra. Aqueça o óleo e o sal e frite a carne de porco até dourar levemente. Adicione o molho de soja e frite por 1 minuto. Adicione o caldo e ferva. Adicione as castanhas e as castanhas d'água, deixe ferver novamente, tampe e cozinhe por cerca de 1 hora e meia até que a carne esteja macia.

costeleta de porco suey

para 4 pessoas

100g/4 onças de brotos de bambu, cortados em tiras

100g/4 onças de castanhas de água, em fatias finas

60 ml / 4 colheres de sopa de óleo de amendoim

3 cebolinhas (primavera), picadas

2 dentes de alho, picados

1 fatia de raiz de gengibre, picada

225 g de carne de porco magra, cortada em tiras

45 ml / 3 colheres de sopa de molho de soja

15 ml / 1 colher de sopa de vinho de arroz ou xerez seco

5 ml / 1 colher de chá de sal

5 ml / 1 colher de chá de açúcar

pimenta moída na hora

15 ml / 1 colher de fubá (farinha de milho)

Escalde os brotos de bambu e as castanhas d'água em água fervente por 2 minutos, escorra e seque. Aqueça 45 ml / 3 colheres de sopa de óleo e refogue a cebolinha, o alho e o gengibre até dourar levemente. Adicione a carne de porco e frite por 4 minutos. Retire da panela.

Aqueça o óleo restante e frite os legumes por 3 minutos. Adicione a carne de porco, molho de soja, vinho ou xerez, sal, açúcar e uma pitada de pimenta e cozinhe por 4 minutos. Misture o fubá com um pouco de água, mexa na panela e cozinhe, mexendo, até o molho engrossar.

Yakisoba de porco

para 4 pessoas

4 cogumelos chineses secos

30 ml / 2 colheres de sopa de óleo de amendoim

2,5 ml / ½ colher de chá de sal

4 cebolinhas (primavera), picadas

225 g de carne de porco magra, cortada em tiras

15 ml / 1 colher de sopa de molho de soja

5 ml / 1 colher de chá de açúcar

3 talos de aipo picados

1 cebola cortada em oitavos

100g / 4 onças de cogumelos, cortados ao meio

120ml / 4oz / ½ xícara de caldo de galinha

Noodles fritos

Mergulhe os cogumelos em água morna por 30 minutos e depois escorra. Descarte os talos e corte as pontas. Aqueça o azeite e o sal e frite as cebolinhas até ficarem macias. Adicione a carne de porco e frite até dourar levemente. Junte o molho de soja, o açúcar, o aipo, a cebola e os cogumelos frescos e secos e cozinhe por cerca de 4 minutos, até que os ingredientes estejam bem misturados. Adicione o caldo e cozinhe por 3 minutos. Adicione metade da massa à panela e misture delicadamente, em seguida, adicione a massa restante e mexa até aquecer.

Chow Mein De Porco Assado

para 4 pessoas

100 g de broto de feijão
45 ml / 3 colheres de sopa de óleo de amendoim (amendoim)
100g / 4oz bok choy, ralado
225 g de porco assado, fatiado
5 ml / 1 colher de chá de sal
15 ml / 1 colher de sopa de vinho de arroz ou xerez seco

Escalde os brotos de feijão em água fervente por 4 minutos e depois escorra. Aqueça o óleo e frite o broto de feijão e o repolho até ficarem macios. Adicione a carne de porco, sal e xerez e cozinhe até aquecer. Adicione metade da massa escorrida à panela e mexa delicadamente até aquecer. Adicione a massa restante e mexa até aquecer.

carne de porco com chutney

para 4 pessoas

5 ml / 1 colher de chá de cinco especiarias em pó
5 ml / 1 colher de chá de caril em pó
450 g de carne de porco cortada em tiras
30 ml / 2 colheres de sopa de óleo de amendoim
6 cebolinhas, cortadas em tiras
1 talo de aipo, cortado em tiras
100 g de broto de feijão
1 pote de 200 g/7 onças de picles doces chineses, em cubos
45 ml / 3 colheres de sopa de chutney de manga
30 ml / 2 colheres de sopa de molho de soja
30 ml / 2 colheres (sopa) de extrato de tomate (pasta)
150 ml / ¼ ponto / lote ½ xícara de caldo de galinha
10 ml / 2 colheres de chá de farinha de milho (amido de milho)

Esfregue bem os temperos na carne de porco. Aqueça o óleo e frite a carne por 8 minutos ou até dourar. Retire da panela. Adicione os legumes à panela e frite por 5 minutos. Jogue a carne de porco na panela com todos os outros ingredientes, exceto o fubá. Mexa até ficar bem quente. Misture o fubá com um pouco de água, mexa em uma panela e cozinhe em fogo baixo, mexendo até o molho engrossar.

Porco Com Pepino

para 4 pessoas

225 g de carne de porco magra, cortada em tiras
30 ml / 2 colheres de sopa de farinha de trigo
sal e pimenta moída na hora
60 ml / 4 colheres de sopa de óleo de amendoim
225 g de pepino descascado e fatiado
30 ml / 2 colheres de sopa de molho de soja

Misture a carne de porco com a farinha e tempere com sal e pimenta. Aqueça o óleo e frite a carne de porco por cerca de 5 minutos até dourar. Adicione o pepino e o molho de soja e cozinhe por mais 4 minutos. Verifique e tempere com especiarias e sirva com arroz frito.

sachês crocantes de carne de porco

para 4 pessoas

4 cogumelos chineses secos

30 ml / 2 colheres de sopa de óleo de amendoim

225 g / 8 onças de lombo de porco picado (picado)

50 g de camarão descascado e picado

15 ml / 1 colher de sopa de molho de soja

15 ml / 1 colher de fubá (farinha de milho)

30 ml / 2 colheres de sopa de água

8 rolinhos primavera de embalagem

100 g / 4 onças / 1 xícara de farinha de milho (maizena)

óleo para fritar

Mergulhe os cogumelos em água morna por 30 minutos e depois escorra. Descarte os talos e pique finamente os topos. Aqueça o óleo e frite os cogumelos, carne de porco, camarão e molho de soja por 2 minutos. Misture o fubá e a água em uma pasta e misture na mistura para fazer o recheio.

Corte os pacotes em tiras, coloque um pouco de recheio na ponta de cada um e enrole em triângulos, fechando com um pouco da mistura de farinha e água. Polvilhe generosamente com fubá. Aqueça o óleo e frite os triângulos até ficarem crocantes e dourados. Coe bem antes de servir.

Rolinhos de porco com ovo

para 4 pessoas
225 g de carne de porco magra, picada
1 fatia de raiz de gengibre, picada
1 cebolinha picada
15 ml / 1 colher de sopa de molho de soja
15 ml / 1 colher de sopa de água
12 cascas de ovo
1 ovo batido
óleo para fritar

Misture a carne de porco, gengibre, cebola, molho de soja e água. Coloque um pouco de recheio no centro de cada crosta e pincele as bordas com um ovo batido. Dobre as laterais e role o rocambole para longe de você, selando as bordas com o ovo. Cozinhe no vapor na gradinha por 30 minutos até que a carne de porco esteja cozida. Aqueça o óleo e frite por alguns minutos até ficar crocante e dourado.

Rolinhos de Ovo de Porco e Camarões

para 4 pessoas

30 ml / 2 colheres de sopa de óleo de amendoim

225 g de carne de porco magra, picada

6 cebolinhas, picadas

225 g de broto de feijão

100 g de camarão descascado, picado

15 ml / 1 colher de sopa de molho de soja

2,5 ml / ½ colher de chá de sal

12 cascas de ovo

1 ovo batido

óleo para fritar

Aqueça o óleo e frite a carne de porco e as cebolinhas até dourar levemente. Enquanto isso, escalde os brotos de feijão em água fervente por 2 minutos e depois escorra. Adicione os brotos de feijão à panela e frite por 1 minuto. Adicione o camarão, o molho de soja e o sal e frite por 2 minutos. Legal.

Coloque um pouco de recheio no centro de cada crosta e pincele as bordas com um ovo batido. Dobre as laterais e depois enrole os rolinhos, fechando as pontas com um ovo.

Aqueça o óleo e frite os rolinhos até ficarem crocantes e dourados.

Carne de Porco Estufada Com Ovo

para 4 pessoas

450 g / 1 libra de carne de porco magra
30 ml / 2 colheres de sopa de óleo de amendoim
1 cebola picada
90 ml / 6 colheres de sopa de molho de soja
45 ml / 3 colheres de sopa de vinho de arroz ou xerez seco
15 ml / 1 colher de sopa de açúcar mascavo
3 ovos cozidos (cozidos)

Ferva a água em uma panela, acrescente a carne de porco, deixe ferver novamente e cozinhe até fechar. Retire da panela, escorra bem e corte em cubos. Aqueça o óleo e frite a cebola até murchar. Adicione a carne de porco e frite até dourar levemente. Adicione o molho de soja, vinho ou xerez e o açúcar, tampe e cozinhe por 30 minutos, mexendo de vez em quando. Marque levemente os ovos por fora, adicione-os à panela, tampe e cozinhe por mais 30 minutos.

porco de fogo

para 4 pessoas

450 g de lombo de porco cortado em tiras
30 ml / 2 colheres de sopa de molho de soja
30 ml / 2 colheres de sopa de molho hoisin
5 ml / 1 colher de chá de cinco especiarias em pó
15 ml / 1 colher de sopa de páprica
15 ml / 1 colher de sopa de açúcar mascavo
15 ml / 1 colher de sopa de óleo de gergelim
30 ml / 2 colheres de sopa de óleo de amendoim
6 cebolinhas, picadas
1 pimentão verde cortado em pedaços
200 g de broto de feijão
2 fatias de abacaxi, em cubos
45 ml / 3 colheres de sopa de molho de tomate (ketchup)
150 ml / ¼ ponto / lote ½ xícara de caldo de galinha

Coloque a carne na tigela. Misture o molho de soja, molho hoisin, 5 especiarias em pó, pimenta e açúcar, despeje sobre a carne e deixe marinar por 1 hora. Aqueça os óleos e frite a carne até dourar. Retire da panela. Adicione os legumes e frite por 2 minutos. Adicione o abacaxi, o molho de tomate e o caldo e deixe ferver. Retorne a carne para a panela e reaqueça antes de servir.

filé de porco frito

para 4 pessoas

350 g de lombo de porco em cubos
15 ml / 1 colher de sopa de vinho de arroz ou xerez seco
15 ml / 1 colher de sopa de molho de soja
5 ml / 1 colher de chá de óleo de gergelim
30 ml / 2 colheres de sopa de farinha de milho (amido de milho)
óleo para fritar

Misture a carne de porco, vinho ou xerez, molho de soja, óleo de gergelim e farinha de milho para que a carne de porco fique coberta por uma massa grossa. Aqueça o óleo e frite a carne de porco por cerca de 3 minutos até ficar crocante. Retire a carne de porco da panela, aqueça o óleo e frite novamente por cerca de 3 minutos.

Porco Cinco Especiarias

para 4 pessoas

225g / 8 onças de carne de porco magra
5 ml / 1 colher de chá de fubá (farinha de milho)
2,5 ml / ½ colher de chá de cinco especiarias em pó
2,5 ml / ½ colher de chá de sal
15 ml / 1 colher de sopa de vinho de arroz ou xerez seco
20 ml / 2 colheres de sopa de óleo de amendoim
120ml / 4oz / ½ xícara de caldo de galinha

Corte a carne de porco em fatias finas contra o grão. Misture a carne de porco com o fubá, cinco especiarias em pó, sal e vinho ou xerez e misture bem para cobrir a carne de porco. Reserve por 30 minutos, mexendo de vez em quando. Aqueça o óleo, adicione a carne de porco e frite por cerca de 3 minutos. Adicione o caldo, deixe ferver, tampe e cozinhe por 3 minutos. Sirva imediatamente.

Carne de porco ensopada perfumada

Serve de 6 a 8

1 pedaço de casca de tangerina
45 ml / 3 colheres de sopa de óleo de amendoim (amendoim)
900 g de carne de porco magra, em cubos
250ml / 8oz / 1 xícara de vinho de arroz ou xerez seco
120ml / 4oz / ½ xícara de molho de soja
2,5 ml / ½ colher de chá de anis em pó
½ pau de canela
4 dentes
5 ml / 1 colher de chá de sal
250ml / 8 onças / 1 xícara de água
2 cebolinhas (spring ons), fatiadas
1 fatia de raiz de gengibre, picada

Mergulhe a casca da tangerina em água enquanto prepara o prato. Aqueça o óleo e frite a carne de porco até dourar levemente. Adicione o vinho ou xerez, molho de soja, anis em pó, canela, cravo, sal e água. Deixe ferver, adicione as raspas de tangerina, cebolinha e gengibre. Cubra e cozinhe por cerca de 1 hora e meia até ficar macio, mexendo ocasionalmente e adicionando um pouco mais de água fervente, se necessário. Retire os temperos antes de servir.

Carne De Porco Com Alho Picado

para 4 pessoas

450 g de barriga de porco sem pele
3 fatias de raiz de gengibre
2 cebolinhas (mola), picadas
30 ml / 2 colheres de sopa de alho picado
30 ml / 2 colheres de sopa de molho de soja
5 ml / 1 colher de chá de sal
15 ml / 1 colher de sopa de caldo de galinha
2,5 ml / ½ colher de chá de óleo de pimenta
4 ramos de coentro

Coloque a carne de porco em uma panela com gengibre e cebolinha, despeje água, deixe ferver e cozinhe por 30 minutos até ficar totalmente cozido. Retire e escorra bem, depois corte em fatias finas de cerca de 5 cm/2 quadrados. Coloque as fatias em uma peneira de metal. Ferva a água em uma panela, adicione as fatias de carne de porco e cozinhe por 3 minutos até aquecer. Disponha em um prato de servir quente. Misture o alho, molho de soja, sal, caldo e óleo de pimenta e despeje sobre a carne de porco. Sirva decorado com coentros.

Porco Frito Com Gengibre

para 4 pessoas

225g / 8 onças de carne de porco magra
5 ml / 1 colher de chá de fubá (farinha de milho)
30 ml / 2 colheres de sopa de molho de soja
30 ml / 2 colheres de sopa de óleo de amendoim
1 fatia de raiz de gengibre, picada
1 cebolinha (chalota), fatiada
45 ml / 3 colheres de sopa de água
5 ml / 1 colher de chá de açúcar mascavo

Corte a carne de porco em fatias finas contra o grão. Adicione o fubá, polvilhe com molho de soja e misture novamente. Aqueça o óleo e frite a carne de porco por 2 minutos até dourar. Adicione o gengibre e a cebolinha e frite por 1 minuto. Adicione a água e o açúcar, tampe e cozinhe por cerca de 5 minutos até ficar cozido.

Carne de Porco com Feijão Verde

para 4 pessoas

450 g de feijão verde cortado em pedaços
30 ml / 2 colheres de sopa de óleo de amendoim
2,5 ml / ½ colher de chá de sal
1 fatia de raiz de gengibre, picada
225 g / 8 onças de carne de porco magra, picada (picada)
120ml / 4oz / ½ xícara de caldo de galinha
75 ml / 5 colheres de sopa de água
2 ovos
15 ml / 1 colher de fubá (farinha de milho)

Cozinhe o feijão por cerca de 2 minutos e depois escorra.
Aqueça o óleo e frite o sal e o gengibre por alguns segundos.
Adicione a carne de porco e frite até dourar levemente.
Adicione o feijão e frite por 30 segundos, pincele com óleo.
Adicione o caldo, deixe ferver, tampe e cozinhe por 2 minutos.
Bata os ovos com 30 ml/2 colheres de sopa de água e amasse em uma panela. Misture a água restante com a farinha de

milho. Quando os ovos começarem a endurecer, acrescente o fubá e cozinhe até a mistura engrossar. Sirva imediatamente.

Carne De Porco Com Presunto E Tofu

para 4 pessoas

4 cogumelos chineses secos
5 ml / 1 colher de chá de óleo de amendoim
100 g de presunto defumado fatiado
225 g/8 onças de tofu, fatiado
225 g de carne de porco magra, fatiada
15 ml / 1 colher de sopa de vinho de arroz ou xerez seco
sal e pimenta moída na hora
1 fatia de raiz de gengibre, picada
1 cebolinha (spring on), picada
10 ml / 2 colheres de chá de farinha de milho (amido de milho)
30 ml / 2 colheres de sopa de água

Mergulhe os cogumelos em água morna por 30 minutos e depois escorra. Descarte os talos e corte os topos ao meio. Esfregue uma tigela refratária com óleo de amendoim. Cogumelos em camadas, presunto, tofu e carne de porco em um prato, com carne de porco por cima. Polvilhe com vinho ou xerez, sal e pimenta, gengibre e cebolinha. Cubra e cozinhe em uma gradinha sobre água fervente por cerca de 45 minutos até ficar cozido. Coe o molho da tigela sem mexer nos ingredientes. Adicione água suficiente para fazer 250 ml / 8 onças / 1 xícara. Misture o fubá com a água e misture ao molho. Transfira para uma tigela e cozinhe, mexendo, até o molho ficar claro e engrossar. Coloque a mistura de carne de porco em uma travessa quente, regue com o molho e sirva.

Espetadas de Porco Frito

para 4 pessoas

450 g de lombo de porco em fatias finas
100 g de presunto cozido em fatias finas
6 castanhas d'água, em fatias finas
30 ml / 2 colheres de sopa de molho de soja
30 ml / 2 colheres de sopa de vinagre de vinho
15 ml / 1 colher de sopa de açúcar mascavo
15 ml / 1 colher de sopa de molho de ostra
algumas gotas de óleo de pimenta
45 ml / 3 colheres de fubá (farinha de milho)
30 ml / 2 colheres de sopa de vinho de arroz ou xerez seco
2 ovos batidos
óleo para fritar

Coloque alternadamente carne de porco, presunto e castanhas de água em pequenos espetos. Misture o molho de soja, vinagre, açúcar, molho de ostra e óleo de pimenta. Despeje sobre os espetos, cubra e leve à geladeira por 3 horas. Misture a farinha de milho, o vinho ou xerez e os ovos até obter uma massa lisa e espessa. Vire os espetos na massa para cobri-los. Aqueça o óleo e frite os espetinhos até dourar levemente.

Joelho de porco estufado em molho vermelho

para 4 pessoas

1 junta grande

1 L / 1½ pts / 4¼ xícaras de água fervente

5 ml / 1 colher de chá de sal

120ml / 4oz / ½ xícara de vinagre de vinho

120ml / 4oz / ½ xícara de molho de soja

45 ml / 3 colheres de sopa de mel

5 ml / 1 colher de chá de bagas de zimbro

5 ml / 1 colher de chá de anis

5 ml / 1 colher de chá de coentro

60 ml / 4 colheres de sopa de óleo de amendoim

6 cebolinhas(s), fatiadas

2 cenouras, em fatias finas

1 aipo, cortado em fatias

45 ml / 3 colheres de sopa de molho hoisin

30 ml / 2 colheres de sopa de chutney de manga

75 ml / 5 colheres (sopa) de extrato de tomate (pasta)

1 dente de alho amassado

60 ml / 4 colheres de sopa de cebolinha picada

Ferva a junta com água, sal, vinagre de vinho, 45 ml / 3 colheres de sopa de molho de soja, mel e especiarias. Adicione os legumes, deixe ferver, tampe e cozinhe por cerca de 1 hora e meia até que a carne esteja macia. Retire a carne e os legumes da panela, corte a carne dos ossos e corte em cubos. Aqueça o óleo e frite a carne até dourar. Adicione os legumes e frite por 5 minutos. Adicione o restante do molho de soja, molho hoisin, chutney, purê de tomate e alho. Deixe ferver, mexendo, e cozinhe por 3 minutos. Sirva polvilhado com cebolinho.

carne de porco marinada

para 4 pessoas

450 g / 1 libra de carne de porco magra
1 fatia de raiz de gengibre, picada
1 dente de alho amassado
90 ml / 6 colheres de sopa de molho de soja
15 ml / 1 colher de sopa de vinho de arroz ou xerez seco
45 ml / 3 colheres de sopa de óleo de amendoim (amendoim)
1 cebolinha (chalota), fatiada
15 ml / 1 colher de sopa de açúcar mascavo
pimenta moída na hora

Misture a carne de porco com gengibre, alho, 30 ml/2 colheres de sopa de molho de soja e vinho ou xerez. Deixe descansar por 30 minutos, mexendo de vez em quando, depois retire a carne da marinada. Aqueça o óleo e frite a carne de porco até dourar levemente. Adicione as cebolinhas, o açúcar, o molho de soja restante e uma pitada de páprica, tampe e cozinhe por cerca de 45 minutos até que a carne de porco esteja cozida. Corte a carne de porco e sirva.

Costeletas de porco marinadas

para 6

6 costeletas de porco
1 fatia de raiz de gengibre, picada
1 dente de alho amassado
90 ml / 6 colheres de sopa de molho de soja
30 ml / 2 colheres de sopa de vinho de arroz ou xerez seco
45 ml / 3 colheres de sopa de óleo de amendoim (amendoim)
2 cebolinhas (mola), picadas
15 ml / 1 colher de sopa de açúcar mascavo
pimenta moída na hora

Retire o osso das costeletas de porco e corte a carne em cubos. Misture gengibre, alho, 30 ml/2 colheres de sopa de molho de soja e vinho ou xerez, despeje sobre a carne de porco e deixe marinar por 30 minutos, mexendo de vez em quando. Retire a carne da marinada. Aqueça o óleo e frite a carne de porco até dourar levemente. Adicione a cebola e frite por 1 minuto. Misture o restante do molho de soja com o açúcar e uma pitada de pimenta. Adicione o molho, deixe ferver, tampe e cozinhe por cerca de 30 minutos até que a carne de porco esteja macia.

Porco com Cogumelos

para 4 pessoas

25 g de cogumelos chineses secos
30 ml / 2 colheres de sopa de óleo de amendoim
1 dente de alho picado
225 g de carne de porco magra, fatiada
4 cebolinhas (primavera), picadas
15 ml / 1 colher de sopa de molho de soja
15 ml / 1 colher de sopa de vinho de arroz ou xerez seco
5 ml / 1 colher de chá de óleo de gergelim

Mergulhe os cogumelos em água morna por 30 minutos e depois escorra. Descarte os talos e corte as pontas. Aqueça o óleo e frite o alho até dourar levemente. Adicione a carne de porco e frite até dourar. Adicione as cebolinhas, cogumelos, molho de soja e vinho ou xerez e cozinhe por 3 minutos. Adicione o óleo de gergelim e sirva imediatamente.

assado no vapor

para 4 pessoas

450 g / 1 libra carne de porco picada (picada)

4 castanhas d'água picadas finamente

225 g de cogumelos, finamente picados

5 ml / 1 colher de chá de molho de soja

sal e pimenta moída na hora

1 ovo, levemente batido

Misture bem todos os ingredientes e forme a massa plana na assadeira. Coloque o prato na grelha do vaporizador, tampe e cozinhe no vapor por 1 hora e meia.

Carne de porco vermelha cozida com cogumelos

para 4 pessoas

450 g de carne de porco magra cortada em cubos
250ml / 8 onças / 1 xícara de água
15 ml / 1 colher de sopa de molho de soja
15 ml / 1 colher de sopa de vinho de arroz ou xerez seco
5 ml / 1 colher de chá de açúcar
5 ml / 1 colher de chá de sal
225 g / 8 onças de cogumelos

Coloque a carne de porco e a água em uma panela e leve a água para ferver. Tampe e cozinhe por 30 minutos, escorra, reservando o caldo. Coloque a carne de porco na panela e adicione o molho de soja. Cozinhe em fogo baixo, mexendo até que o molho de soja seja absorvido. Adicione vinho ou xerez, açúcar e sal. Despeje o caldo reservado, deixe ferver, tampe e cozinhe por cerca de 30 minutos, virando a carne de vez em quando. Adicione os cogumelos e cozinhe por mais 20 minutos.

Panqueca de porco com macarrão

para 4 pessoas

30 ml / 2 colheres de sopa de óleo de amendoim
5 ml / 2 colheres de chá de sal
225 g de carne de porco magra, cortada em tiras
225g / 8oz bok choy, picado
100 g / 4 onças de brotos de bambu, picados
100g / 4 onças de cogumelos, em fatias finas
150 ml / ¼ ponto / lote ½ xícara de caldo de galinha
10 ml / 2 colheres de chá de farinha de milho (amido de milho)
15 ml / 1 colher de sopa de vinho de arroz ou xerez seco
15 ml / 1 colher de sopa de água
panqueca com macarrão

Aqueça o óleo e frite o sal e a carne de porco até ficar com uma cor clara. Adicione o repolho, brotos de bambu e cogumelos e frite por 1 minuto. Adicione o caldo, deixe ferver, tampe e cozinhe por 4 minutos até que a carne de porco esteja cozida. Dos grãos de milho, misture a pasta com o vinho ou xerez e a água, acrescente à panela e cozinhe em fogo baixo, mexendo, até o molho engrossar. Cubra com macarrão de panqueca para servir.

carne de porco e camarão com panqueca com macarrão

para 4 pessoas

30 ml / 2 colheres de sopa de óleo de amendoim

5 ml / 1 colher de chá de sal

4 cebolinhas (primavera), picadas

1 dente de alho amassado

225 g de carne de porco magra, cortada em tiras

100 g / 4 onças de cogumelos, fatiados

4 talos de aipo, fatiados

225 g de camarões descascados

30 ml / 2 colheres de sopa de molho de soja

10 ml / 1 colher de chá de fubá (farinha de milho)

45 ml / 3 colheres de sopa de água

panqueca com macarrão

Aqueça o azeite e o sal e refogue a cebola e o alho até murchar. Adicione a carne de porco e frite até dourar levemente. Adicione os cogumelos e o aipo e frite por 2 minutos. Adicione o camarão, polvilhe com molho de soja e mexa até aquecer. Misture o fubá e a água em uma pasta, misture em uma panela e cozinhe, mexendo, até ficar bem quente. Cubra com macarrão de panqueca para servir.

Carne de porco ao molho de ostra

Para 4 a 6 porções

450 g / 1 libra de carne de porco magra
15 ml / 1 colher de fubá (farinha de milho)
10 ml / 2 colheres de chá de vinho de arroz ou xerez seco
uma pitada de açúcar
45 ml / 3 colheres de sopa de óleo de amendoim (amendoim)
10 ml / 2 colheres de chá de água
30 ml / 2 colheres de sopa de molho de ostra
pimenta moída na hora
1 fatia de raiz de gengibre, picada
60 ml / 4 colheres de sopa de caldo de galinha

Corte a carne de porco em fatias finas contra o grão. Misture 5 ml / 1 colher de fubá com vinho ou xerez, açúcar e 5 ml / 1 colher de óleo, adicione à carne de porco e misture bem para revestir. Misture o restante do amido de milho com a água, o molho de ostra e uma pitada de pimenta. Aqueça o óleo restante e frite o gengibre por 1 minuto. Adicione a carne de porco e frite até dourar levemente. Adicione o caldo e a mistura de molho de ostra/água, deixe ferver, tampe e cozinhe por 3 minutos.

carne de porco com amendoim

para 4 pessoas

450 g de carne de porco magra cortada em cubos
15 ml / 1 colher de fubá (farinha de milho)
5 ml / 1 colher de chá de sal
1 clara de ovo
3 cebolinhas (primavera), picadas
1 dente de alho picado
1 fatia de raiz de gengibre, picada
45 ml / 3 colheres de sopa de caldo de galinha
15 ml / 1 colher de sopa de vinho de arroz ou xerez seco
15 ml / 1 colher de sopa de molho de soja
10 ml / 2 colheres de chá de melaço
45 ml / 3 colheres de sopa de óleo de amendoim (amendoim)
½ pepino, em cubos
25 g / 1 oz / ¼ xícara de amendoim sem casca
5 ml / 1 colher de chá de óleo de pimenta

Misture a carne de porco com metade do amido de milho, sal e clara de ovo e misture bem para cobrir a carne de porco. Misture o restante da farinha de milho com as cebolinhas, alho, gengibre, caldo, vinho ou xerez, molho de soja e melaço.

Aqueça o óleo e frite a carne de porco até dourar levemente, depois retire da panela. Adicione o pepino à panela e frite por alguns minutos. Coloque a carne de porco na panela e misture levemente. Adicione a mistura de especiarias, deixe ferver e cozinhe, mexendo, até o molho ficar claro e engrossar. Adicione o amendoim e o óleo de pimenta e aqueça antes de servir.

Carne De Porco Com Páprica

para 4 pessoas

45 ml / 3 colheres de sopa de óleo de amendoim (amendoim)
225 g de carne de porco magra cortada em cubos
1 cebola, em cubos
2 pimentões verdes, em cubos
½ cabeça de folhas chinesas em cubos
1 fatia de raiz de gengibre, picada
15 ml / 1 colher de sopa de molho de soja
15 ml / 1 colher de sopa de açúcar
2,5 ml / ½ colher de chá de sal

Aqueça o óleo e frite a carne de porco por cerca de 4 minutos até dourar. Adicione a cebola e frite por cerca de 1 minuto. Adicione os pimentões e frite por 1 minuto. Adicione as folhas chinesas e frite por 1 minuto. Combine os ingredientes restantes, jogue-os na panela e frite por mais 2 minutos.

Carne de porco picante com picles

para 4 pessoas

900 g de costeletas de porco
30 ml / 2 colheres de sopa de farinha de milho (amido de milho)
45 ml / 3 colheres de sopa de molho de soja
30 ml / 2 colheres de sopa de xerez doce
5 ml / 1 colher de chá de raiz de gengibre ralada
2,5 ml / ½ colher de chá de cinco especiarias em pó
uma pitada de pimenta moída na hora
óleo para fritar
60 ml / 4 colheres de sopa de caldo de galinha
Legumes chineses em conserva

Apare as costeletas, descartando toda a gordura e os ossos. Misture fubá, 30 ml / 2 colheres de sopa de molho de soja, xerez, gengibre, cinco especiarias em pó e pimenta. Despeje sobre a carne de porco e misture para cobrir completamente. Cubra e deixe marinar por 2 horas, virando ocasionalmente. Aqueça o óleo e frite a carne de porco até dourar e bem cozida. Escorra em papel toalha. Corte a carne de porco em fatias grossas, transfira para uma travessa quente e reserve. Combine o caldo e o molho de soja restante em uma panela pequena. Deixe ferver e despeje sobre as fatias de carne de porco. Sirva decorado com picles mistos.

Carne de porco em molho de ameixa

para 4 pessoas
450 g de carne de porco cozida em cubos
2 dentes de alho, picados
Sal
60 ml / 4 colheres de sopa de molho de tomate (ketchup)
30 ml / 2 colheres de sopa de molho de soja
45 ml / 3 colheres de sopa de molho de ameixa
5 ml / 1 colher de chá de caril em pó
5 ml / 1 colher de chá de páprica
2,5 ml / ½ colher de chá de pimenta moída na hora
45 ml / 3 colheres de sopa de óleo de amendoim (amendoim)
6 cebolinhas, cortadas em tiras
4 cenouras, cortadas em tiras

Marinar a carne com alho, sal, molho de tomate, molho de soja, molho de ameixa, curry em pó, páprica e pimenta por 30 minutos. Aqueça o óleo e frite a carne até dourar levemente. Retire do wok. Adicione os legumes ao óleo e frite até ficarem macios. Retorne a carne para a panela e aqueça levemente antes de servir.

Porco Com Camarões

Serve de 6 a 8

900 g de carne de porco magra
30 ml / 2 colheres de sopa de óleo de amendoim
1 cebola picada
1 cebolinha (spring on), picada
2 dentes de alho, picados
30 ml / 2 colheres de sopa de molho de soja
50 g de camarão descascado, picado
(eu normalmente)
600ml / 1pt / 2½ xícaras de água fervente
15 ml / 1 colher de sopa de açúcar

Ferva a água em uma panela, adicione a carne de porco, tampe e cozinhe por 10 minutos. Retire da panela e escorra bem, depois corte em cubos. Aqueça o óleo e frite a cebola, a cebolinha e o alho até dourar levemente. Adicione a carne de porco e frite até dourar levemente. Adicione o molho de soja e o camarão e frite por 1 minuto. Adicione a água fervente e o açúcar, tampe e cozinhe por cerca de 40 minutos até que a carne de porco esteja macia.

carne de porco vermelha cozida

para 4 pessoas

675 g de carne de porco magra cortada em cubos
250ml / 8 onças / 1 xícara de água
1 fatia de raiz de gengibre, picada
60 ml / 4 colheres de sopa de molho de soja
15 ml / 1 colher de sopa de vinho de arroz ou xerez seco
5 ml / 1 colher de chá de sal
10 ml / 2 colheres de chá de açúcar mascavo

Coloque a carne de porco e a água em uma panela e leve a água para ferver. Adicione o gengibre, o molho de soja, o xerez e o sal, tampe e cozinhe por 45 minutos. Adicione o açúcar, vire a carne, tampe e cozinhe por mais 45 minutos, até a carne ficar macia.

Carne de porco ao molho vermelho

para 4 pessoas

30 ml / 2 colheres de sopa de óleo de amendoim
225 g de rins de porco cortados em tiras
450 g de carne de porco cortada em tiras
1 cebola picada
4 cebolinhas (spring ons), cortadas em tiras
2 cenouras, cortadas em tiras
1 talo de aipo, cortado em tiras
1 pimentão vermelho cortado em tiras
45 ml / 3 colheres de sopa de molho de soja
45 ml / 3 colheres de sopa de vinho branco seco
300 ml / ½ pt / 1 ¼ xícara de caldo de galinha
30 ml / 2 colheres de sopa de molho de ameixa
30 ml / 2 colheres de sopa de vinagre de vinho
5 ml / 1 colher de chá de cinco especiarias em pó
5 ml / 1 colher de chá de açúcar mascavo
15 ml / 1 colher de fubá (farinha de milho)

15 ml / 1 colher de sopa de água

Aqueça o óleo e frite os rins por 2 minutos, depois retire-os da panela. Aqueça o óleo e frite a carne de porco até dourar levemente. Adicione os legumes e frite por 3 minutos. Adicione o molho de soja, vinho, caldo, molho de ameixa, vinagre de vinho, cinco especiarias em pó e açúcar, leve para ferver, tampe e cozinhe por 30 minutos até ficar totalmente cozido. Adicione os rins. Junte o fubá e a água e misture na panela. Deixe ferver e cozinhe, mexendo, até o molho engrossar.

Carne De Porco Com Macarrão De Arroz

para 4 pessoas

4 cogumelos chineses secos
100g / 4oz macarrão de arroz
225 g de carne de porco magra, cortada em tiras
15 ml / 1 colher de fubá (farinha de milho)
15 ml / 1 colher de sopa de molho de soja
15 ml / 1 colher de sopa de vinho de arroz ou xerez seco
45 ml / 3 colheres de sopa de óleo de amendoim (amendoim)
2,5 ml / ½ colher de chá de sal
1 fatia de raiz de gengibre, picada
2 talos de aipo picados
120ml / 4oz / ½ xícara de caldo de galinha
2 cebolinhas (spring ons), fatiadas

Mergulhe os cogumelos em água morna por 30 minutos e depois escorra. Descarte os talos e corte as pontas. Mergulhe o macarrão em água morna por 30 minutos, escorra e corte em pedaços de 5/2 cm, e coloque a carne de porco em uma tigela. Junte o fubá, o molho de soja e o vinho ou xerez, despeje sobre a carne de porco e misture. Aqueça o óleo e frite o sal e o gengibre por alguns segundos. Adicione a carne de porco e frite até dourar levemente. Adicione os cogumelos e o aipo e frite por 1 minuto. Adicione o caldo, deixe ferver, tampe e cozinhe por 2 minutos. Adicione o macarrão e aqueça por 2 minutos. Adicione a cebolinha e sirva imediatamente.

deliciosas bolas de porco

para 4 pessoas

450 g / 1 libra carne de porco picada (picada)

100 g / 4 onças de tofu picado

4 castanhas d'água picadas finamente

sal e pimenta moída na hora

120 ml / 4 fl oz / ½ xícara de óleo de amendoim (amendoim)

1 fatia de raiz de gengibre, picada

600ml / 1pt / 2½ xícaras de caldo de galinha

15 ml / 1 colher de sopa de molho de soja

5 ml / 1 colher de chá de açúcar mascavo

5 ml / 1 colher de chá de vinho de arroz ou xerez seco

Misture a carne de porco, o tofu e as castanhas, tempere com sal e pimenta. Forme bolas grandes. Aqueça o óleo e frite as almôndegas até dourar de todos os lados, depois retire da frigideira. Coe tudo menos 15ml/1 colher de sopa de óleo e adicione gengibre, caldo, molho de soja, açúcar e vinho ou xerez. Coloque as almôndegas na panela, deixe ferver e cozinhe por 20 minutos até que estejam cozidas.

Costeletas de porco grelhadas

para 4 pessoas

4 costeletas de porco

75 ml / 5 colheres de sopa de molho de soja

óleo para fritar

100 g / 4 onças de aipo

3 cebolinhas (primavera), picadas

1 fatia de raiz de gengibre, picada

15 ml / 1 colher de sopa de vinho de arroz ou xerez seco

120ml / 4oz / ½ xícara de caldo de galinha

sal e pimenta moída na hora

5 ml / 1 colher de chá de óleo de gergelim

Mergulhe as costeletas de porco no molho de soja até ficarem bem revestidas. Aqueça o óleo e frite as costeletas até dourar. Retire e escorra bem. Coloque o aipo no fundo de um refratário raso. Polvilhe com cebolinha e gengibre e coloque as costeletas de porco por cima. Despeje sobre o vinho ou xerez e caldo, tempere com sal e pimenta. Polvilhe com óleo de gergelim. Asse em forno pré-aquecido a 200°C/400°C/gás 6 por 15 minutos.

carne de porco picante

para 4 pessoas

1 pepino em cubos

Sal

450 g de carne de porco magra cortada em cubos

5 ml / 1 colher de chá de sal

45 ml / 3 colheres de sopa de molho de soja

30 ml / 2 colheres de sopa de vinho de arroz ou xerez seco

30 ml / 2 colheres de sopa de farinha de milho (amido de milho)

15 ml / 1 colher de sopa de açúcar mascavo

60 ml / 4 colheres de sopa de óleo de amendoim

1 fatia de raiz de gengibre, picada

1 dente de alho picado

1 malagueta vermelha picada e picada

60 ml / 4 colheres de sopa de caldo de galinha

Polvilhe o pepino com sal e reserve. Misture a carne de porco, sal, 15 ml/1 colher de sopa de molho de soja, 15 ml/1 colher de sopa de vinho ou xerez, 15 ml/1 colher de sopa de amido de milho, açúcar mascavo e 15 ml/1 colher de sopa de óleo. Deixe descansar por 30 minutos e retire a carne da marinada. Aqueça o óleo restante e frite a carne de porco até dourar levemente. Adicione o gengibre, o alho e a pimenta e frite por 2 minutos. Adicione o pepino e frite por 2 minutos. Misture o caldo e o molho de soja restante, vinho ou xerez e farinha de milho com a marinada. Adicione isso à panela e deixe ferver, mexendo. Cozinhe, mexendo, até o molho engrossar e engrossar, depois cozinhe até que a carne esteja cozida.

Fatias de carne de porco escorregadias

para 4 pessoas

225 g de carne de porco magra, fatiada
2 claras de ovo
15 ml / 1 colher de fubá (farinha de milho)
45 ml / 3 colheres de sopa de óleo de amendoim (amendoim)
50 g de broto de bambu cortado em rodelas
6 cebolinhas, picadas
2,5 ml / ½ colher de chá de sal
15 ml / 1 colher de sopa de vinho de arroz ou xerez seco
150 ml / ¼ ponto / lote ½ xícara de caldo de galinha

Misture a carne de porco com as claras e a farinha de milho até ficar bem revestida. Aqueça o óleo e frite a carne de porco até dourar levemente, depois retire da panela. Adicione brotos de bambu e cebolinha e frite por 2 minutos. Coloque a carne de porco na panela com sal, vinho ou xerez e caldo de galinha. Deixe ferver e cozinhe, mexendo, por 4 minutos até que a carne de porco esteja cozida.

Carne de porco com espinafre e cenoura

para 4 pessoas

225g / 8 onças de carne de porco magra
2 cenouras, cortadas em tiras
225g / 8 onças de espinafre
45 ml / 3 colheres de sopa de óleo de amendoim (amendoim)
1 cebolinha (cebolinha), finamente picada
15 ml / 1 colher de sopa de molho de soja
2,5 ml / ½ colher de chá de sal
10 ml / 2 colheres de chá de farinha de milho (amido de milho)
30 ml / 2 colheres de sopa de água

Corte a carne de porco em fatias finas contra o grão e depois corte em tiras. Cozinhe as cenouras por cerca de 3 minutos e depois escorra. Corte as folhas de espinafre ao meio. Aqueça o óleo e frite a cebola até ficar transparente. Adicione a carne de porco e frite até dourar levemente. Adicione a cenoura e o molho de soja e frite por 1 minuto. Adicione o sal e o espinafre e cozinhe por cerca de 30 segundos até começar a amolecer. Misture o fubá e a água em uma pasta, misture com o molho e refogue até ficar transparente e sirva imediatamente.

carne de porco cozida no vapor

para 4 pessoas

450 g de carne de porco magra cortada em cubos
120ml / 4oz / ½ xícara de molho de soja
120ml / 4oz / ½ xícara de vinho de arroz ou xerez seco
15 ml / 1 colher de sopa de açúcar mascavo

Misture todos os ingredientes e coloque-os em um recipiente resistente ao calor. Cozinhe em uma gradinha sobre água fervente por cerca de 1 hora e meia até ficar cozido.

porco frito

para 4 pessoas

25 g de cogumelos chineses secos
15 ml / 1 colher de sopa de óleo de amendoim
450 g de carne de porco magra, fatiada
1 pimentão verde, em cubos
15 ml / 1 colher de sopa de molho de soja
15 ml / 1 colher de sopa de vinho de arroz ou xerez seco
5 ml / 1 colher de chá de sal
5 ml / 1 colher de chá de óleo de gergelim

Mergulhe os cogumelos em água morna por 30 minutos e depois escorra. Descarte os talos e corte as pontas. Aqueça o óleo e frite a carne de porco até dourar levemente. Adicione os pimentões e frite por 1 minuto. Adicione os cogumelos, molho de soja, vinho ou xerez e sal e cozinhe por alguns minutos até que a carne esteja cozida. Adicione o óleo de gergelim antes de servir.

Carne de porco com batata doce

para 4 pessoas

óleo para fritar

2 batatas doces grandes cortadas em rodelas

30 ml / 2 colheres de sopa de óleo de amendoim

1 fatia de raiz de gengibre, cortada

1 cebola picada

450 g de carne de porco magra cortada em cubos

15 ml / 1 colher de sopa de molho de soja

2,5 ml / ½ colher de chá de sal

pimenta moída na hora

250ml / 8 onças / 1 xícara de caldo de galinha

30 ml / 2 colheres de sopa de caril em pó

Aqueça o óleo e frite as batatas-doces até dourar. Retire da panela e escorra bem. Aqueça o óleo de amendoim e frite o gengibre e a cebola até dourar levemente. Adicione a carne de porco e frite até dourar levemente. Adicione o molho de soja, sal e uma pitada de pimenta, acrescente o caldo e o curry, deixe ferver e cozinhe, mexendo por 1 minuto. Adicione as batatas fritas, tampe e cozinhe por 30 minutos até que a carne de porco esteja cozida.

carne de porco agridoce

para 4 pessoas
450 g de carne de porco magra cortada em cubos
15 ml / 1 colher de sopa de vinho de arroz ou xerez seco
15 ml / 1 colher de sopa de óleo de amendoim
5 ml / 1 colher de chá de caril em pó
1 ovo batido
Sal
100 g de fubá (maizena)
óleo para fritar
1 dente de alho amassado
75 g / ½ xícara de açúcar
50 g de molho de tomate (ketchup)
5 ml / 1 colher de chá de vinagre de vinho
5 ml / 1 colher de chá de óleo de gergelim

Misture a carne de porco com o vinho ou xerez, o azeite, o caril em pó, o ovo e uma pitada de sal. Adicione a farinha de milho até que a carne de porco esteja coberta de massa. Aqueça o óleo fumegante e adicione a carne de porco em cubos algumas vezes. Cozinhe por cerca de 3 minutos, escorra e reserve. Aqueça o óleo e frite os cubos novamente por cerca de 2 minutos. Retire e coe. Aqueça o alho, o açúcar, o molho de tomate e o vinagre, mexendo até dissolver o açúcar. Deixe ferver, adicione os cubos de carne de porco e misture bem. Adicione o óleo de gergelim e sirva.

carne de porco salgada

para 4 pessoas

30 ml / 2 colheres de sopa de óleo de amendoim
450 g de carne de porco magra cortada em cubos
3 cebolinhas (spring ons), fatiadas
2 dentes de alho, picados
1 fatia de raiz de gengibre, picada
250ml / 8 onças / 1 xícara de molho de soja
30 ml / 2 colheres de sopa de vinho de arroz ou xerez seco
30 ml / 2 colheres de sopa de açúcar mascavo
5 ml / 1 colher de chá de sal
600ml / 1pt / 2½ xícaras de água

Aqueça o óleo e frite a carne de porco até dourar. Escorra o excesso de óleo, acrescente a cebolinha, o alho e o gengibre e refogue por 2 minutos. Adicione o molho de soja, vinho ou xerez, açúcar e sal e misture bem. Adicione a água, deixe ferver, tampe e cozinhe por 1 hora.

Porco com Tofu

para 4 pessoas

450 g / 1 libra de carne de porco magra
45 ml / 3 colheres de sopa de óleo de amendoim (amendoim)
1 cebola picada
1 dente de alho amassado
225 g de tofu em cubos
375 ml / 13 fl oz / 1 ½ xícaras de caldo de galinha
15 ml / 1 colher de sopa de açúcar mascavo
60 ml / 4 colheres de sopa de molho de soja
2,5 ml / ½ colher de chá de sal

Coloque a carne de porco em uma panela e despeje a água. Deixe ferver e depois cozinhe por 5 minutos. Escorra e deixe esfriar, depois corte em cubos.

Aqueça o óleo e frite a cebola e o alho até dourar levemente. Adicione a carne de porco e frite até dourar levemente. Adicione o tofu e misture delicadamente até ficar coberto com óleo. Adicione o caldo, o açúcar, o molho de soja e o sal, deixe ferver, tampe e cozinhe por cerca de 40 minutos até que a carne de porco esteja macia.

porco frito

para 4 pessoas

225 g de lombo de porco em cubos
1 clara de ovo
30 ml / 2 colheres de sopa de vinho de arroz ou xerez seco
Sal
225g / 8 onças fubá (maizena)
óleo para fritar

Misture a carne de porco com a clara de ovo, vinho ou xerez e uma pitada de sal. Aos poucos, adicione farinha de milho suficiente para fazer uma massa grossa. Aqueça o óleo e frite a carne de porco até dourar e ficar crocante por fora e macia por dentro.

carne de porco duas vezes cozida

para 4 pessoas

225g / 8 onças de carne de porco magra
45 ml / 3 colheres de sopa de óleo de amendoim (amendoim)
2 pimentões verdes, cortados em pedaços
2 dentes de alho picados
2 cebolinhas (spring ons), fatiadas
15 ml / 1 colher de sopa de molho picante de feijão
15 ml / 1 colher de sopa de caldo de galinha
5 ml / 1 colher de chá de açúcar

Coloque um pedaço de carne de porco em uma panela, despeje a água, leve para ferver e cozinhe por 20 minutos até ficar cozido. Retire, coe e deixe esfriar. Corte em fatias finas.

Aqueça o óleo e frite a carne de porco até dourar levemente. Adicione o pimentão, o alho e a cebolinha e frite por 2 minutos. Retire da panela. Adicione o molho de feijão, o caldo e o açúcar à panela e cozinhe, mexendo, por 2 minutos. Coloque a carne de porco e os pimentões e frite até aquecer. Sirva imediatamente.

Porco Com Legumes

para 4 pessoas

2 dentes de alho, picados

5 ml / 1 colher de chá de sal

2,5 ml / ½ colher de chá de pimenta moída na hora

30 ml / 2 colheres de sopa de óleo de amendoim

30 ml / 2 colheres de sopa de molho de soja

225 g / 8 oz floretes de brócolis

200g / 7 onças floretes de couve-flor

1 pimentão vermelho, em cubos

1 cebola picada

2 laranjas, descascadas e picadas

1 pedaço de talo de gengibre picado

30 ml / 2 colheres de sopa de farinha de milho (amido de milho)

300ml / ½pt / 1¼ xícara de água

20 ml / 2 colheres de sopa de vinagre de vinho

15 ml / 1 colher de sopa de mel

uma pitada de gengibre em pó

2,5 ml / ½ colher de chá de cominho

Para carne, moer alho, sal e pimenta. Aqueça o óleo e frite a carne até dourar levemente. Retire da panela. Adicione o molho de soja e os legumes à panela e frite até ficarem macios, mas ainda crocantes. Adicione as laranjas e o gengibre. Misture o fubá com a água e misture na panela com o vinagre, mel, gengibre e cominho. Deixe ferver e cozinhe, mexendo, por 2 minutos. Jogue a carne de porco na panela e aqueça antes de servir.

Porco Com Nozes

para 4 pessoas

50g / 2 onças / ½ xícara de nozes

225 g de carne de porco magra, cortada em tiras

30 ml / 2 colheres de sopa de farinha de trigo

30 ml / 2 colheres de sopa de açúcar mascavo

30 ml / 2 colheres de sopa de molho de soja

óleo para fritar

15 ml / 1 colher de sopa de óleo de amendoim

Escalde as nozes em água fervente por 2 minutos e depois escorra. Misture a carne de porco com a farinha, o açúcar e 15 ml/1 colher de sopa de molho de soja até ficar bem revestida. Aqueça o óleo e frite a carne de porco até ficar crocante e dourada. Escorra em papel toalha. Aqueça o óleo de amendoim e frite as nozes até dourar. Adicione a carne de porco à panela, polvilhe com o molho de soja restante e frite até aquecer.

wontons de porco

para 4 pessoas

450 g / 1 libra carne de porco picada (picada)
1 cebolinha (spring on), picada
225 g de mistura de vegetais picados
30 ml / 2 colheres de sopa de molho de soja
5 ml / 1 colher de chá de sal
40 wontons de skins
óleo para fritar

Aqueça a panela e frite a carne de porco e as cebolinhas até dourar levemente. Retire do fogo e acrescente os legumes, o molho de soja e o sal.

Para dobrar wontons, pegue a pele com a mão esquerda e coloque um pouco de recheio no centro. Umedeça as bordas com o ovo e dobre a crosta em um triângulo, selando as bordas. Molhe os cantos com o ovo e torça.

Aqueça o óleo e frite os wontons, alguns de cada vez, até dourar. Coe bem antes de servir.

Carne de Porco com Castanhas de Água

para 4 pessoas

45 ml / 3 colheres de sopa de óleo de amendoim (amendoim)
1 dente de alho amassado
1 cebolinha (spring on), picada
1 fatia de raiz de gengibre, picada
225 g de carne de porco magra, cortada em tiras
100g/4 onças de castanhas de água, em fatias finas
45 ml / 3 colheres de sopa de molho de soja
15 ml / 1 colher de sopa de vinho de arroz ou xerez seco
5 ml / 1 colher de chá de fubá (farinha de milho)

Aqueça o óleo e frite o alho, a cebolinha e o gengibre até dourar levemente. Adicione a carne de porco e frite por 10 minutos até dourar. Adicione as castanhas d'água e frite por 3 minutos. Adicione o restante dos ingredientes e frite por 3 minutos.

wontons de carne de porco e camarão

para 4 pessoas

225 g de carne de porco picada (picada)
2 cebolinhas (mola), picadas
100 g de mistura de legumes picados
100 g de cogumelos picados
225 g de camarão descascado, picado
15 ml / 1 colher de sopa de molho de soja
2,5 ml / ½ colher de chá de sal
40 wontons de skins
óleo para fritar

Aqueça a panela e frite a carne de porco e as cebolinhas até dourar levemente. Misture com o restante dos ingredientes.

Para dobrar wontons, pegue a pele com a mão esquerda e coloque um pouco de recheio no centro. Umedeça as bordas com o ovo e dobre a crosta em um triângulo, selando as bordas. Molhe os cantos com o ovo e torça.

Aqueça o óleo e frite os wontons, alguns de cada vez, até dourar. Coe bem antes de servir.

almôndegas picadas no vapor

para 4 pessoas

2 dentes de alho, picados

2,5 ml / ½ colher de chá de sal

450 g / 1 libra carne de porco picada (picada)

1 cebola picada

1 pimenta vermelha picada

1 pimentão verde picado

2 pedaços de talo de gengibre picados

5 ml / 1 colher de chá de caril em pó

5 ml / 1 colher de chá de páprica

1 ovo batido

45 ml / 3 colheres de fubá (farinha de milho)

50g/2oz de arroz de grão curto

sal e pimenta moída na hora

60 ml / 4 colheres de sopa de cebolinha picada

Misture o alho, o sal, a carne de porco, a cebola, a páprica, o gengibre, o curry e a páprica. Adicione o ovo à mistura de amido de milho e arroz. Tempere com sal e pimenta e misture com a cebolinha. Com as mãos molhadas, faça bolinhas com a mistura. Coloque-os na cesta de cozimento a vapor, tampe e cozinhe em água fervente por 20 minutos até que estejam cozidos.

Costelinha ao molho de feijão preto

para 4 pessoas

900g / 2lb costelinha de porco

2 dentes de alho, picados

2 cebolinhas (mola), picadas

30 ml / 2 colheres de sopa de molho de feijão preto

30 ml / 2 colheres de sopa de vinho de arroz ou xerez seco

15 ml / 1 colher de sopa de água

30 ml / 2 colheres de sopa de molho de soja

15 ml / 1 colher de fubá (farinha de milho)

5 ml / 1 colher de chá de açúcar

120 ml / 4 onças ½ xícara de água

30 ml / 2 colheres de sopa de óleo

2,5 ml / ½ colher de chá de sal

120ml / 4oz / ½ xícara de caldo de galinha

Corte as costelas de porco em pedaços de 2,5 cm. Misture alho, cebolinha, molho de feijão preto, vinho ou xerez, água e 15ml/1 colher de sopa de molho de soja. Misture o restante do molho de soja com o fubá, o açúcar e a água. Aqueça o óleo e o sal e frite as costelinhas até dourar. Escorra o óleo. Adicione a mistura de alho e frite por 2 minutos. Adicione o caldo, deixe ferver, tampe e cozinhe por 4 minutos. Adicione a mistura de fubá e cozinhe, mexendo, até o molho ficar claro e engrossar.

Costela Grelhada

para 4 pessoas

3 dentes de alho, picados
75 ml / 5 colheres de sopa de molho de soja
60 ml / 4 colheres de sopa de molho hoisin
60 ml / 4 colheres de sopa de vinho de arroz ou xerez seco
45 ml / 3 colheres de sopa de açúcar mascavo
30 ml / 2 colheres (sopa) de extrato de tomate (pasta)
900g / 2lb costelinha de porco
15 ml / 1 colher de sopa de mel

Misture o alho, molho de soja, molho hoisin, vinho ou xerez, açúcar mascavo e purê de tomate, despeje sobre as costelas, tampe e deixe marinar durante a noite.

Escorra as costelinhas e coloque-as na grade da panela com um pouco de água embaixo. Asse em forno pré-aquecido a 180°C/350°F/Gás 4 por 45 minutos, regando ocasionalmente com a marinada, reservando 30ml/2 colheres de sopa da marinada. Misture a marinada retida com mel e espalhe sobre as costelas. Grelhe ou grelhe (asse) em uma grelha quente por cerca de 10 minutos.

Costelas de bordo assadas

para 4 pessoas

900g / 2lb costelinha de porco
60 ml / 4 colheres de sopa de maple syrup
5 ml / 1 colher de chá de sal
5 ml / 1 colher de chá de açúcar
45 ml / 3 colheres de sopa de molho de soja
15 ml / 1 colher de sopa de vinho de arroz ou xerez seco
1 dente de alho amassado

Corte a costelinha de porco em pedaços de 5/2 cm e coloque em uma tigela. Misture todos os ingredientes, acrescente a costela e misture bem. Cubra e reserve durante a noite. Asse (asse) ou grelhe em fogo médio por cerca de 30 minutos.

costelinha de porco frita

para 4 pessoas

900g / 2lb costelinha de porco
120ml / 4oz / ½ xícara de molho de tomate (ketchup)
120ml / 4oz / ½ xícara de vinagre de vinho
60 ml / 4 colheres de sopa de chutney de manga
45 ml / 3 colheres de sopa de vinho de arroz ou xerez seco
2 dentes de alho picados
5 ml / 1 colher de chá de sal
45 ml / 3 colheres de sopa de molho de soja
30 ml / 2 colheres de sopa de mel
15 ml / 1 colher de sopa de caril suave em pó
15 ml / 1 colher de sopa de páprica
óleo para fritar
60 ml / 4 colheres de sopa de cebolinha picada

Coloque as costelas de porco em uma tigela. Misture todos os ingredientes menos o azeite e a cebolinha, despeje sobre a costelinha, tampe e deixe por pelo menos 1 hora. Aqueça o óleo e frite as costelinhas até ficarem crocantes. Sirva polvilhado com cebolinho.

Costela com alho-poró

para 4 pessoas

450 g / 1 libra de costela de porco

óleo para fritar

250ml / 8 onças / 1 xícara de caldo

30 ml / 2 colheres de sopa de molho de tomate (ketchup)

2,5 ml / ½ colher de chá de sal

2,5 ml / ½ colher de chá de açúcar

2 alhos-porós, cortados em pedaços

6 cebolinha(s), cortada em pedaços

50g / 2oz florzinhas de brócolis

5 ml / 1 colher de chá de óleo de gergelim

Corte as costelinhas em pedaços de 5/2 cm, aqueça o óleo e frite as costelinhas até começarem a dourar. Retire-os da panela e adicione tudo menos 30 ml/2 colheres de sopa de óleo. Adicione o caldo, o molho de tomate, o sal e o açúcar, deixe ferver e cozinhe por 1 minuto. Coloque as costelas na panela e cozinhe por cerca de 20 minutos até ficarem macias.

Enquanto isso, aqueça mais 30 ml/2 colheres de sopa de óleo e frite o alho-poró, a cebolinha e o brócolis por cerca de 5 minutos. Polvilhe com óleo de gergelim e arrume em um prato quente. Despeje as costelas e o molho no centro e sirva.

Costela Com Cogumelos

Para 4 a 6 porções

6 cogumelos chineses secos
900g / 2lb costelinha de porco
2 dentes de anis estrelado
45 ml / 3 colheres de sopa de molho de soja
5 ml / 1 colher de chá de sal
15 ml / 1 colher de fubá (farinha de milho)

Mergulhe os cogumelos em água morna por 30 minutos e depois escorra. Descarte os talos e corte as pontas. Corte a costelinha de porco em pedaços de 5/2 cm, ferva água em uma panela, acrescente a costelinha e cozinhe por 15 minutos. Seque bem. Coloque as costelas na panela e cubra com água fria. Adicione os cogumelos, o anis estrelado, o molho de soja e o sal. Deixe ferver, tampe e cozinhe por cerca de 45 minutos até que a carne esteja macia. Misture a maisena com um pouco de água fria, mexa na panela e cozinhe, mexendo, até o molho engrossar.

Costela com laranja

para 4 pessoas

900g / 2lb costelinha de porco

5 ml / 1 colher de chá de queijo ralado

5 ml / 1 colher de chá de fubá (farinha de milho)

45 ml / 3 colheres de sopa de vinho de arroz ou xerez seco

Sal

óleo para fritar

15 ml / 1 colher de sopa de água

2,5 ml / ½ colher de chá de açúcar

15 ml / 1 colher (sopa) de extrato de tomate (pasta)

2,5 ml / ½ colher de chá de molho de pimenta

raspas de 1 laranja

1 fatia de laranja

Corte a costelinha de porco em pedaços e misture com o queijo, fubá, 5 ml/1 colher de chá de vinho ou xerez e uma pitada de sal. Marinar por 30 minutos. Aqueça o óleo e frite as costelinhas por cerca de 3 minutos até dourar. Aqueça 15 ml/1 c. de sopa de azeite num wok, junte a água, o açúcar, a polpa de tomate, o molho de malagueta, a raspa de laranja e o resto do vinho ou xerez e mexa em lume brando durante 2 minutos.

Adicione a carne de porco e mexa até ficar bem revestida. Transfira para uma travessa quente e sirva decorado com rodelas de laranja.

costela de abacaxi

para 4 pessoas

900g / 2lb costelinha de porco

600ml / 1pt / 2½ xícaras de água

30 ml / 2 colheres de sopa de óleo de amendoim

2 dentes de alho finamente picados

200g / 7oz pedaços de abacaxi enlatados em suco de frutas

120ml / 4oz / ½ xícara de caldo de galinha

60 ml / 4 colheres de sopa de vinagre de vinho

50g / 2 onças / ¼ xícara de açúcar mascavo

15 ml / 1 colher de sopa de molho de soja

15 ml / 1 colher de fubá (farinha de milho)

3 cebolinhas (primavera), picadas

Coloque a carne de porco e a água na panela, deixe ferver, tampe e cozinhe por 20 minutos. Seque bem.

Aqueça o óleo e frite o alho até dourar levemente. Adicione as costelas e frite até ficarem bem revestidas com óleo. Escorra os pedaços de abacaxi e adicione 120ml / 4oz / ½ xícara de suco à panela com o caldo, vinagre de vinho, açúcar e molho de soja. Deixe ferver, tampe e cozinhe por 10 minutos. Adicione o abacaxi escorrido. Misture a maisena com um pouco de água, acrescente ao molho e cozinhe, mexendo, até o molho engrossar. Sirva polvilhado com cebolinho.

Costela crocante com camarões

para 4 pessoas

900g / 2lb costelinha de porco

450 g de camarões descascados

5 ml / 1 colher de chá de açúcar

sal e pimenta moída na hora

30 ml / 2 colheres de sopa de farinha de trigo

1 ovo, levemente batido

100g / 4 onças farinha de rosca

óleo para fritar

Corte as costelinhas em pedaços de 5/2 cm, corte um pouco da carne com os camarões, açúcar, sal e pimenta. Adicione a farinha e os ovos suficientes para deixar a massa pegajosa. Pressione ao redor dos pedaços de costela de porco e polvilhe com farinha de rosca. Aqueça o óleo e frite as costelinhas até que subam à superfície. Escorra bem e sirva quente.

Costela com Vinho de Arroz

para 4 pessoas

900g / 2lb costelinha de porco
450 ml / ¾ pt / 2 copos de água
60 ml / 4 colheres de sopa de molho de soja
5 ml / 1 colher de chá de sal
30 ml / 2 colheres de sopa de vinho de arroz
5 ml / 1 colher de chá de açúcar

Corte a costela em pedaços de 2,5 cm, coloque em uma panela com água, molho de soja e sal, leve para ferver, tampe e cozinhe em fogo baixo por 1 hora. Seque bem. Aqueça a panela e acrescente a costela, o vinho de arroz e o açúcar. Cozinhe em fogo alto até que o líquido evapore.

Costela Com Gergelim

para 4 pessoas

900g / 2lb costelinha de porco

1 ovo

30 ml / 2 colheres de sopa de farinha de trigo

5 ml / 1 colher de chá de farinha de batata

45 ml / 3 colheres de sopa de água

óleo para fritar

30 ml / 2 colheres de sopa de óleo de amendoim

30 ml / 2 colheres de sopa de molho de tomate (ketchup)

30 ml / 2 colheres de sopa de açúcar mascavo

10 ml / 2 colheres de chá de vinagre de vinho

45 ml / 3 colheres de sopa de gergelim

4 folhas de alface

Corte a costelinha de porco em pedaços de 10/4 cm e coloque em uma tigela. Misture o ovo com a farinha, a fécula de batata e a água, junte à costela e reserve por 4 horas.

Aqueça o óleo e frite as costelinhas até dourar, retire e escorra. Aqueça o óleo e frite o molho de tomate, açúcar mascavo, vinagre por alguns minutos. Adicione as costelas de porco e frite até cobrir completamente. Polvilhe com sementes de gergelim e frite por 1 minuto. Disponha as folhas de alface em um prato quente, cubra com as costelinhas e sirva.

Costela Doce e Macia

para 4 pessoas

900g / 2lb costelinha de porco

600ml / 1pt / 2½ xícaras de água

30 ml / 2 colheres de sopa de óleo de amendoim

2 dentes de alho, picados

5 ml / 1 colher de chá de sal

100g / 4 onças / ½ xícara de açúcar mascavo

75 ml / 5 colheres de sopa de caldo de galinha

60 ml / 4 colheres de sopa de vinagre de vinho

100 g de abacaxi em conserva em calda

15 ml / 1 colher (sopa) de extrato de tomate (pasta)

15 ml / 1 colher de sopa de molho de soja

15 ml / 1 colher de fubá (farinha de milho)

30 ml / 2 colheres de sopa de flocos de coco

Coloque a carne de porco e a água na panela, deixe ferver, tampe e cozinhe por 20 minutos. Seque bem.

Aqueça o óleo e frite as costelinhas com alho e sal até dourar. Adicione o açúcar, o caldo e o vinagre e deixe ferver. Escorra o abacaxi e coloque 30 ml/2 colheres de sopa de calda na panela com o purê de tomate, o molho de soja e o fubá.

Misture bem e cozinhe, mexendo, até o molho ficar claro e espesso. Adicione o abacaxi, cozinhe por 3 minutos e sirva polvilhado com coco.

Costela Frita

para 4 pessoas

900g / 2lb costelinha de porco

1 ovo batido

5 ml / 1 colher de chá de molho de soja

5 ml / 1 colher de chá de sal

10 ml / 2 colheres de chá de farinha de milho (amido de milho)

10 ml / 2 colheres de chá de açúcar

60 ml / 4 colheres de sopa de óleo de amendoim

250ml / 8oz / 1 xícara de vinagre de vinho

250ml / 8 onças / 1 xícara de água

250ml / 8oz / 1 xícara de vinho de arroz ou xerez seco

Coloque as costelas de porco em uma tigela. Misture o ovo com o molho de soja, sal, metade do amido de milho e metade do açúcar, acrescente na costelinha e misture bem. Aqueça o óleo e frite as costelinhas até dourar. Adicione o restante dos ingredientes, deixe ferver e cozinhe até que o líquido quase evapore.

Costela Com Tomate

para 4 pessoas

900g / 2lb costelinha de porco

75 ml / 5 colheres de sopa de molho de soja

30 ml / 2 colheres de sopa de vinho de arroz ou xerez seco

2 ovos batidos

45 ml / 3 colheres de fubá (farinha de milho)

óleo para fritar

45 ml / 3 colheres de sopa de óleo de amendoim (amendoim)

1 cebola, finamente picada

250ml / 8 onças / 1 xícara de caldo de galinha

60 ml / 4 colheres de sopa de molho de tomate (ketchup)

10 ml / 2 colheres de chá de açúcar mascavo

Corte as costelas de porco em pedaços de 2,5 cm. Misture com 60 ml / 4 colheres de sopa de molho de soja e vinho ou xerez e deixe marinar por 1 hora, mexendo ocasionalmente. Escorra, descarte a marinada. Pincele as costelas com o ovo e depois com o fubá. Aqueça o óleo e frite as costelas, algumas de cada vez, até dourar. Seque bem. Aqueça o óleo de amendoim (amendoim) e frite a cebola até ficar translúcida. Adicione o caldo, o molho de soja restante, o molho de tomate e o açúcar mascavo e cozinhe por 1 minuto, mexendo. Adicione as costelas e cozinhe em fogo baixo por 10 minutos.

carne de porco grelhada

Para 4 a 6 porções

1,25 kg / 3 lbs paleta de porco desossada
2 dentes de alho, picados
2 cebolinhas (mola), picadas
250ml / 8 onças / 1 xícara de molho de soja
120ml / 4oz / ½ xícara de vinho de arroz ou xerez seco
100g / 4 onças / ½ xícara de açúcar mascavo
5 ml / 1 colher de chá de sal

Coloque a carne de porco em uma tigela. Misture o restante dos ingredientes, despeje a carne de porco, tampe e deixe por 3 horas. Transfira a carne de porco e a marinada para uma assadeira e asse em forno pré-aquecido a 200°C/gás 6 por 10 minutos. Reduza o fogo para 160°C/325°F/gás marca 3 por 1¾ horas até que a carne de porco esteja bem cozida.

Carne de porco fria com mostarda

para 4 pessoas

1 kg / 2 lbs de porco desossado assado
250ml / 8 onças / 1 xícara de molho de soja
120ml / 4oz / ½ xícara de vinho de arroz ou xerez seco
100g / 4 onças / ½ xícara de açúcar mascavo
3 cebolinhas (primavera), picadas
5 ml / 1 colher de chá de sal
30 ml / 2 colheres de sopa de mostarda em pó

Coloque a carne de porco em uma tigela. Misture todos os outros ingredientes, exceto a mostarda e despeje sobre a carne de porco. Deixe marinar por pelo menos 2 horas, regando com frequência. Forre a assadeira com papel alumínio e coloque a carne de porco na grelha da assadeira. Asse no forno pré-aquecido a 200°C/400°F/Gás 6 por 10 minutos, depois reduza a temperatura para 160°C/325°F/Gás 3 por mais 1¾ horas até que a carne de porco esteja macia. Deixe esfriar e leve à geladeira. Corte em fatias bem finas. Misture a mostarda em pó com água suficiente para fazer uma pasta cremosa para servir com carne de porco.

porco assado chinês

para 6

1,25 kg de carne de porco cortada em fatias grossas
2 dentes de alho finamente picados
30 ml / 2 colheres de sopa de vinho de arroz ou xerez seco
15 ml / 1 colher de sopa de açúcar mascavo
15 ml / 1 colher de sopa de mel
90 ml / 6 colheres de sopa de molho de soja
2,5 ml / ½ colher de chá de cinco especiarias em pó

Coloque a carne de porco em um prato raso. Misture os restantes ingredientes, deite sobre a carne de porco, tape e deixe marinar no frigorífico de um dia para o outro, virando e regando de vez em quando.

Coloque as fatias de porco na grelha em uma assadeira com um pouco de água e regue bem com a marinada. Asse em forno pré-aquecido a 180°C/350°F/Gás 5 por cerca de 1 hora, regando ocasionalmente, até que a carne de porco esteja bem assada.

carne de porco com espinafre

Serve de 6 a 8

30 ml / 2 colheres de sopa de óleo de amendoim
1,25 kg / 3 libras de lombo de porco
250ml / 8 onças / 1 xícara de caldo de galinha
15 ml / 1 colher de sopa de açúcar mascavo
60 ml / 4 colheres de sopa de molho de soja
900g / 2lb espinafre

Aqueça o azeite e doure a carne de porco de todos os lados. Remove a maior parte da gordura. Adicione o caldo, o açúcar e o molho de soja, deixe ferver, tampe e cozinhe por cerca de 2 horas até que a carne de porco esteja cozida. Retire a carne da panela e deixe esfriar, depois fatie. Adicione o espinafre à panela e cozinhe em fogo baixo, mexendo delicadamente, até murchar. Escorra o espinafre e coloque em um prato quente. Decore com as fatias de carne de porco e sirva.

bolas de porco fritas

para 4 pessoas

450 g / 1 libra carne de porco picada (picada)
1 fatia de raiz de gengibre, picada
15 ml / 1 colher de fubá (farinha de milho)
15 ml / 1 colher de sopa de água
2,5 ml / ½ colher de chá de sal
10 ml / 2 colheres de chá de molho de soja
óleo para fritar

Misture a carne de porco e o gengibre. Misture o fubá, a água, o sal e o molho de soja, depois acrescente a mistura à carne de porco e misture bem. Forme bolas do tamanho de uma noz. Aqueça o óleo e frite as almôndegas até que subam à superfície do óleo. Retire do óleo e aqueça. Coloque a carne de porco na panela e frite por 1 minuto. Seque bem.

Rolinhos de Ovo de Porco e Camarões

para 4 pessoas

30 ml / 2 colheres de sopa de óleo de amendoim
225 g de carne de porco picada (picada)
225g / 8 onças de camarão
100 g de folhas chinesas raladas
100g/4 onças de brotos de bambu, cortados em tiras
100 g de castanhas-d'água cortadas em tiras
10 ml / 2 colheres de chá de molho de soja
5 ml / 1 colher de chá de sal
5 ml / 1 colher de chá de açúcar
3 cebolinhas (brotos), finamente picadas
8 cascas de ovo
óleo para fritar

Aqueça o óleo e frite a carne de porco até dourar. Adicione os camarões e frite por 1 minuto. Adicione as folhas chinesas, brotos de bambu, castanhas d'água, molho de soja, sal e açúcar e frite por 1 minuto, tampe e cozinhe por 5 minutos. Adicione as chalotas, despeje-as em uma peneira e deixe escorrer.

Enrole algumas colheres de sopa da mistura de recheio no meio de cada crosta, dobre o fundo, dobre nas laterais e dobre para fechar o recheio. Feche a borda com um pouco de farinha e água e deixe secar por 30 minutos. Aqueça o óleo e frite os rolinhos por cerca de 10 minutos até ficarem crocantes e dourados. Coe bem antes de servir.

Carne de porco moída no vapor

para 4 pessoas

450 g / 1 libra carne de porco picada (picada)
5 ml / 1 colher de chá de fubá (farinha de milho)
2,5 ml / ½ colher de chá de sal
10 ml / 2 colheres de chá de molho de soja

Misture a carne de porco com o restante dos ingredientes e espalhe a mistura em um refratário raso. Coloque em uma panela a vapor com água fervente e cozinhe por cerca de 30 minutos até ficar cozido. Servir quente.

Carne de porco frita com carne de caranguejo

para 4 pessoas

225 g de carne de caranguejo, em lascas
100 g de cogumelos picados
100 g / 4 onças de brotos de bambu, picados
5 ml / 1 colher de chá de fubá (farinha de milho)
2,5 ml / ½ colher de chá de sal
225 g de carne de porco cozida, fatiada
1 clara de ovo, levemente batida
óleo para fritar
15 ml / 1 colher de sopa de salsa fresca picada

Misture a carne de siri, os cogumelos, o broto de bambu, a maior parte do fubá e o sal. Corte a carne em quadrados de 5 cm. Prepare sanduíches com uma mistura de caranguejos. Cubra com clara de ovo. Aqueça o óleo e frite os sanduíches lentamente até dourar. Seque bem. Sirva polvilhado com salsa.

Carne de porco com broto de feijão

para 4 pessoas

30 ml / 2 colheres de sopa de óleo de amendoim
2,5 ml / ½ colher de chá de sal
2 dentes de alho, picados
450 g de broto de feijão
225 g de carne de porco cozida cortada em cubos
120ml / 4oz / ½ xícara de caldo de galinha
15 ml / 1 colher de sopa de molho de soja
15 ml / 1 colher de sopa de vinho de arroz ou xerez seco
5 ml / 1 colher de chá de açúcar
15 ml / 1 colher de fubá (farinha de milho)
2,5 ml / ½ colher de chá de óleo de gergelim
3 cebolinhas (primavera), picadas

Aqueça o óleo e frite o sal e o alho até dourar levemente. Adicione os brotos de feijão e a carne de porco e frite por 2 minutos. Adicione metade do caldo, deixe ferver, tampe e cozinhe por 3 minutos. Misture o caldo restante com o restante dos ingredientes, mexa na panela, leve ao fogo novamente e cozinhe por 4 minutos, mexendo. Sirva polvilhado com cebolinho.

caril de carne assada

para 4 pessoas

45 ml / 3 colheres de sopa de óleo de amendoim (amendoim)
5 ml / 1 colher de chá de sal
1 dente de alho amassado
450 g de lombo de vaca cortado em cubos
4 cebolinhas (cebolinhas), fatiadas
1 fatia de raiz de gengibre, picada
30 ml / 2 colheres de sopa de caril em pó
15 ml / 1 colher de sopa de vinho de arroz ou xerez seco
15 ml / 1 colher de sopa de açúcar
400 ml / 14 fl oz / 1 ½ xícara de caldo de carne
15 ml / 1 colher de fubá (farinha de milho)
45 ml / 3 colheres de sopa de água

Aqueça o óleo e frite o sal e o alho até dourar levemente. Acrescente o filé e o azeite, acrescente a cebolinha e o gengibre e frite até a carne dourar de todos os lados. Adicione o curry e frite por 1 minuto. Adicione o vinho ou o xerez e o açúcar, depois acrescente o caldo, deixe ferver, tampe e cozinhe por cerca de 35 minutos até que a carne esteja macia. Misture a maisena com a água até formar uma pasta, acrescente o molho e cozinhe, mexendo, até o molho engrossar.

caril de carne frita fria

para 4 pessoas

225g / 8 onças de carne magra
30 ml / 2 colheres de sopa de óleo de amendoim
1 cebola grande, fatiada
30 ml / 2 colheres de sopa de caril em pó
1 fatia de raiz de gengibre, picada
15 ml / 1 colher de sopa de vinho de arroz ou xerez seco
120 ml / 4 onças / ¬Ω xícara de caldo de carne
5 ml / 1 colher de chá de açúcar
15 ml / 1 colher de fubá (farinha de milho)
45 ml / 3 colheres de sopa de água

Corte a carne em fatias finas contra o grão. Aqueça o óleo e frite a cebola até ficar transparente. Adicione o curry e o gengibre e frite por alguns segundos. Adicione a carne e frite até dourar. Adicione o vinho ou xerez e o caldo, deixe ferver, tampe e cozinhe por cerca de 5 minutos até que a carne esteja cozida. misturar açúcar a farinha de milho e a água, misture em uma panela e leve ao fogo baixo, mexendo, até o molho engrossar.

Carne com Alho

para 4 pessoas

350 g de carne magra, fatiada
4 dentes de alho, cortados em rodelas
1 pimentão vermelho, fatiado
45 ml / 3 colheres de sopa de molho de soja
45 ml / 3 colheres de sopa de óleo de amendoim (amendoim)
5 ml / 1 colher de chá de fubá (farinha de milho)
15 ml / 1 colher de sopa de água

Misture a carne com o alho, a pimenta e 30 ml/2 colheres de sopa de molho de soja e reserve por 30 minutos, mexendo de vez em quando. Aqueça o óleo e frite a mistura de carne por alguns minutos até ficar quase cozida. Misture o restante dos ingredientes em uma pasta, adicione à panela e continue fritando até que a carne esteja cozida.

Carne com Gengibre

para 4 pessoas

15 ml / 1 colher de sopa de óleo de amendoim
450 g de carne magra, fatiada
1 cebola, finamente picada
2 dentes de alho, picados
2 pedaços de gengibre cristalizado, em fatias finas
15 ml / 1 colher de sopa de molho de soja
150 ml / ¬° pontos / generoso ¬Ω copo de água
2 talos de aipo, cortados na diagonal
5 ml / 1 colher de chá de sal

Aqueça o óleo e frite a carne, a cebola e o alho até dourar levemente. Adicione o gengibre, o molho de soja e a água, deixe ferver, tampe e cozinhe por 25 minutos. Adicione o aipo, tampe e cozinhe por mais 5 minutos. Polvilhe com sal antes de servir.

Carne vermelha cozida com gengibre

para 4 pessoas

450 g / 1 libra de carne magra
2 fatias de raiz de gengibre picadas
4 cebolinhas (cebolinhas) picadas
120ml / 4oz / ¬Ω xícara de molho de soja
60 ml / 4 colheres de sopa de vinho de arroz ou xerez seco
400 ml / 14 oz / 1 œ xícara de água
15 ml / 1 colher de sopa de açúcar mascavo

Coloque todos os ingredientes em uma frigideira pesada, deixe ferver, tampe e cozinhe, virando de vez em quando, por cerca de 1 hora, até a carne ficar macia.

Vitela com Feijão Verde

para 4 pessoas

225 g de bife do lombo, em fatias finas
30 ml / 2 colheres de sopa de farinha de milho (amido de milho)
15 ml / 1 colher de sopa de vinho de arroz ou xerez seco
15 ml / 1 colher de sopa de molho de soja
30 ml / 2 colheres de sopa de óleo de amendoim
2,5 ml / ¬Ω colher de chá de sal
2 dentes de alho, picados
225g / 8oz feijão verde
225 g de brotos de bambu cortados em fatias
50 g de cogumelos fatiados
50 g de castanhas de água, cortadas em pedaços
150 ml / ¬° pontos / generoso ¬Ω xícara de caldo de galinha

Coloque o bife em uma tigela. Misture 15 ml/1 colher de sopa de fubá, molho de vinho ou xerez com molho de soja, misture com a carne e deixe marinar por 30 minutos. Aqueça o azeite com o sal e o alho e frite até dourar levemente o alho. Adicione a carne e a marinada e frite por 4 minutos. Adicione o feijão e frite por 2 minutos. Adicione o restante dos ingredientes, deixe ferver e cozinhe por 4 minutos. Misture o fubá restante com

um pouco de água e acrescente ao molho. Cozinhe em fogo baixo, mexendo até o molho ficar claro e engrossar.

vitela quente

para 4 pessoas

450 g / 1 libra de carne magra

6 cebolinhas(s), fatiadas

4 fatias de raiz de gengibre

15 ml / 1 colher de sopa de vinho de arroz ou xerez seco

15 ml / 1 colher de sopa de molho de soja

4 malaguetas vermelhas secas, picadas

10 grãos de pimenta

1 dente de anis estrelado

300 ml / ¬Ω pt / 1-º copo de água

2,5 ml / ¬Ω colher de chá de óleo de pimenta

Coloque a carne em uma tigela com 2 cebolinhas, 1 rodela de gengibre e metade do vinho e deixe marinar por 30 minutos. Ferva a água em uma panela grande, adicione a carne e cozinhe até dourar.

por todos os lados, depois retire e seque. Coloque as restantes cebolinhas, o gengibre e o vinho ou xerez na panela com a malagueta, a pimenta e o anis estrelado e junte a água. Deixe ferver, adicione a carne, tampe e cozinhe por cerca de 40 minutos até que a carne esteja macia. Retire a carne do líquido e escorra bem. Corte em fatias finas e coloque em uma travessa quente. Sirva polvilhado com azeite de malagueta.

pedaços quentes de carne

para 4 pessoas

150 ml / ¬° pontos / generoso ¬Ω xícara de óleo de amendoim
450 g de carne magra, cortada contra o grão
45 ml / 3 colheres de sopa de molho de soja
15 ml / 1 colher de sopa de vinho de arroz ou xerez seco
1 fatia de raiz de gengibre, picada
1 malagueta vermelha seca, moída
2 cenouras, raladas
2 talos de aipo, cortados na diagonal
10 ml / 2 colheres de chá de sal

225g / 8 onças / 1 xícara de arroz de grão longo

Aqueça dois terços do óleo e frite a carne, o molho de soja e o vinho ou xerez por 10 minutos. Retire a carne e reserve o molho. Aqueça o óleo restante e frite o gengibre, o pimentão e a cenoura por 1 minuto. Adicione o aipo e frite por 1 minuto. Adicione a carne e o sal e frite por 1 minuto.

Enquanto isso, cozinhe o arroz em água fervente por cerca de 20 minutos até ficar macio. Escorra bem e coloque em uma travessa. Despeje sobre a mistura de carne e molho quente.

Vitela com Mangetout

para 4 pessoas

225g / 8 onças de carne magra
30 ml / 2 colheres de sopa de farinha de milho (amido de milho)
5 ml / 1 colher de chá de açúcar
5 ml / 1 colher de chá de molho de soja
10 ml / 2 colheres de chá de vinho de arroz ou xerez seco
30 ml / 2 colheres de sopa de óleo de amendoim
2,5 ml / ¬Ω colher de chá de sal
2 fatias de raiz de gengibre picadas
225 g de ervilhas de açúcar
60 ml / 4 colheres de sopa de caldo de carne
10 ml / 2 colheres de chá de água
pimenta moída na hora

Corte a carne em fatias finas contra o grão. Misture metade da farinha de milho, açúcar, molho de soja e vinho ou xerez, adicione à carne e misture bem para revestir. Aqueça metade do óleo e frite o sal e o gengibre por alguns segundos. Adicione as ervilhas e pincele com óleo. Adicione o caldo, deixe ferver e misture bem, depois retire as ervilhas e o líquido da panela. Aqueça o óleo restante e frite a carne até dourar levemente. Retorne o mangetout para a panela. misture

o fubá restante com água, misture na panela e tempere com pimenta. Cozinhe em fogo baixo, mexendo até o molho engrossar.

Carne Assada Marinada

para 4 pessoas

450 g / 1 lb bife de filé
75 ml / 5 colheres de sopa de molho de soja
60 ml / 4 colheres de sopa de vinho de arroz ou xerez seco
5 ml / 1 colher de chá de sal
15 ml / 1 colher de fubá (farinha de milho)
45 ml / 3 colheres de sopa de óleo de amendoim (amendoim)
15 ml / 1 colher de sopa de açúcar mascavo
15 ml / 1 colher de sopa de vinagre de vinho

Pique o bife em vários lugares e coloque em uma tigela. Misture o molho de soja, vinho ou xerez e sal, despeje sobre a carne e reserve por 3 horas, virando de vez em quando. Escorra a carne e descarte a marinada. Seque a carne e polvilhe com fubá. Aqueça o óleo e frite a carne até dourar de todos os lados. Adicione o açúcar e o vinagre e água suficiente para cobrir a carne. Deixe ferver, tampe e cozinhe por cerca de 1 hora até que a carne esteja macia.

Carne Frita e Cogumelos

para 4 pessoas

225g / 8 onças de carne magra
15 ml / 1 colher de fubá (farinha de milho)
15 ml / 1 colher de sopa de vinho de arroz ou xerez seco
15 ml / 1 colher de sopa de molho de soja
2,5 ml / ½ colher de chá de açúcar
45 ml / 3 colheres de sopa de óleo de amendoim (amendoim)
1 fatia de raiz de gengibre, picada
2,5 ml / ½ colher de chá de sal
225 g de cogumelos fatiados
120 ml / 4 onças / ½ xícara de caldo de carne

Corte a carne em fatias finas contra o grão. Misture o fubá, vinho ou xerez, molho de soja e açúcar, acrescente a carne e misture bem para revestir. Aqueça o óleo e frite o gengibre por 1 minuto. Adicione a carne e frite até dourar. Adicione o sal e os cogumelos e misture bem. Adicione o caldo, deixe ferver e cozinhe, mexendo, até o molho engrossar.

Carne Frita Marinada

para 4 pessoas

450 g de carne magra, fatiada

2 dentes de alho, picados

60 ml / 4 colheres de sopa de molho de soja

15 ml / 1 colher de sopa de açúcar mascavo

5 ml / 1 colher de chá de sal

30 ml / 2 colheres de sopa de óleo de amendoim

Coloque a carne em uma tigela e acrescente o alho, o molho de soja, o açúcar e o sal. Misture bem, tape e deixe macerar cerca de 2 horas, virando de vez em quando. Escorra, descartando a marinada. Aqueça o óleo e frite a carne até dourar de todos os lados e sirva imediatamente.

Guisado de carne com cogumelos

para 4 pessoas

1kg / 2lb de carne bovina

sal e pimenta moída na hora

60 ml / 4 colheres de sopa de molho de soja

30 ml / 2 colheres de sopa de molho hoisin

30 ml / 2 colheres de sopa de mel

30 ml / 2 colheres de sopa de vinagre de vinho

5 ml / 1 colher de chá de pimenta moída na hora

5 ml / 1 colher de chá de anis moído

5 ml / 1 colher de chá de coentro moído

6 cogumelos chineses secos

60 ml / 4 colheres de sopa de óleo de amendoim

5 ml / 2 colheres de chá de farinha de milho (amido de milho)

15 ml / 1 colher de sopa de água

400g/14oz tomates enlatados

6 cebolinhas, cortadas em tiras

2 cenouras raladas

30 ml / 2 colheres de sopa de molho de ameixa

60 ml / 4 colheres de sopa de cebolinha picada

Pique a carne várias vezes com um garfo. Tempere com sal e pimenta e coloque em uma tigela. Misture os molhos, mel, vinagre de vinho, pimenta e especiarias, despeje sobre a carne, tampe e deixe marinar na geladeira durante a noite.

Mergulhe os cogumelos em água morna por 30 minutos e depois escorra. Descarte os talos e corte as pontas. Aqueça o óleo e frite a carne até dourar bem, virando sempre. Misture o fubá com a água e acrescente na panela com os tomates. Deixe ferver, tampe e cozinhe por cerca de 1 Ω hora até ficar macio. Adicione as cebolinhas e as cenouras e cozinhe por 10 minutos até as cenouras ficarem macias. Adicione o molho de ameixa e cozinhe por 2 minutos. Retire a carne do molho e corte em fatias grossas. Retorne ao molho para reaquecer e sirva polvilhado com cebolinha.

Carne frita com macarrão

para 4 pessoas

100g / 4oz macarrão de ovo fino
30 ml / 2 colheres de sopa de óleo de amendoim
225 g de carne magra, picada
30 ml / 2 colheres de sopa de molho de soja
15 ml / 1 colher de sopa de vinho de arroz ou xerez seco
2,5 ml / ¬Ω colher de chá de sal
2,5 ml / ¬Ω colher de chá de açúcar
120ml / 4oz / ¬Ω xícara de água

Deixe a massa de molho até ficar levemente macia, escorra e corte em pedaços de 7,5 cm/3. Aqueça metade do óleo e frite a carne até dourar. Adicione o molho de soja, vinho ou xerez, sal e açúcar e cozinhe por 2 minutos, depois retire da panela. Aqueça o óleo restante e frite o macarrão até que esteja coberto de óleo. Coloque a carne em uma panela, adicione água e deixe ferver. Deixe ferver e cozinhe por cerca de 5 minutos até que o líquido seja absorvido.

Macarrão De Vitela Com Arroz

para 4 pessoas

4 cogumelos chineses secos

30 ml / 2 colheres de sopa de óleo de amendoim

2,5 ml / ½ colher de chá de sal

225 g de carne magra, fatiada

100 g/4 onças de brotos de bambu, fatiados

100g/4 onças de aipo, fatiado

1 cebola picada

120 ml / 4 onças / ½ xícara de caldo de carne

2,5 ml / ½ colher de chá de açúcar

10 ml / 2 colheres de chá de farinha de milho (amido de milho)

5 ml / 1 colher de chá de molho de soja

15 ml / 1 colher de sopa de água

100g / 4oz macarrão de arroz

óleo para fritar

Mergulhe os cogumelos em água morna por 30 minutos e depois escorra. Descarte os talos e corte as pontas. Aqueça metade do óleo e frite o sal e a carne até dourar levemente, depois retire da panela. Aqueça o óleo restante e frite os legumes até ficarem macios. Adicione o caldo e o açúcar e deixe ferver. Coloque a carne na panela, tampe e cozinhe por 3 minutos. Misture a farinha de milho, o molho de soja e a água, misture em uma panela e leve ao fogo baixo, mexendo até engrossar. Enquanto isso, frite o macarrão de arroz em óleo quente por alguns segundos até ficar fofo e crocante e sirva em cima da carne.

Vitela com Cebola

para 4 pessoas

60 ml / 4 colheres de sopa de óleo de amendoim

300 g de carne magra, cortada em tiras

100 g de cebola cortada em tiras

15 ml / 1 colher de sopa de caldo de galinha

5 ml / 1 colher de chá de vinho de arroz ou xerez seco

5 ml / 1 colher de chá de açúcar

5 ml / 1 colher de chá de molho de soja

Sal

óleo de gergelim

Aqueça o óleo e frite a carne e a cebola em fogo alto até dourar levemente. Adicione caldo, vinho ou xerez, açúcar e molho de soja e cozinhe rapidamente até ficar bem combinado. Tempere a gosto com sal e óleo de gergelim antes de servir.

carne com ervilhas

para 4 pessoas

30 ml / 2 colheres de sopa de óleo de amendoim
450 g de carne magra, cortada em cubos
2 cebolas fatiadas
2 talos de aipo cortados em rodelas
100g/4oz ervilhas frescas ou congeladas, descongeladas
250ml / 8 onças / 1 xícara de caldo de galinha
15 ml / 1 colher de sopa de molho de soja
15 ml / 1 colher de fubá (farinha de milho)

Aqueça o óleo e frite a carne até dourar levemente. Adicione a cebola, o aipo e as ervilhas e refogue por 2 minutos. Adicione o caldo e o molho de soja, deixe ferver, tampe e cozinhe por 10 minutos. Misture o amido de milho com um pouco de água e misture com o molho. Cozinhe em fogo baixo, mexendo até o molho ficar claro e engrossar.

Carne crocante com cebola frita

para 4 pessoas

225g / 8 onças de carne magra
2 cebolinhas (mola), picadas
30 ml / 2 colheres de sopa de molho de soja
30 ml / 2 colheres de sopa de vinho de arroz ou xerez seco
30 ml / 2 colheres de sopa de óleo de amendoim
1 dente de alho amassado
5 ml / 1 colher de chá de vinagre de vinho
algumas gotas de óleo de gergelim

Corte a carne em fatias finas contra o grão. Misture as cebolinhas, o molho de soja e o vinho ou xerez, acrescente a carne e reserve por 30 minutos. Escorra, descartando a marinada. Aqueça o óleo e frite o alho até dourar levemente. Adicione a carne e frite até dourar. Adicione o vinagre e o óleo de gergelim, tampe e cozinhe por 2 minutos.

Carne com casca de laranja desidratada

para 4 pessoas

1 libra / 450 g de carne magra, em fatias finas
5 ml / 1 colher de chá de sal
óleo para fritar
30 ml / 2 colheres de sopa de óleo de amendoim
100 g de casca de laranja desidratada
2 malaguetas secas, finamente picadas
5 ml / 1 colher de chá de pimenta moída na hora
45 ml / 3 colheres de sopa de caldo de carne
2,5 ml / ¬Ω colher de chá de açúcar
15 ml / 1 colher de sopa de vinho de arroz ou xerez seco
5 ml / 1 colher de chá de vinagre de vinho
2,5 ml / ¬Ω colher de chá de óleo de gergelim

Polvilhe a carne com sal e reserve por 30 minutos. Aqueça o óleo e frite a carne até meio cozida. Retire e escorra bem. Aqueça o óleo e frite a casca de laranja, a malagueta e a pimenta durante 1 minuto. Adicione a carne e o caldo e deixe ferver. Adicione o açúcar e o vinagre de vinho e cozinhe até não restar muito líquido. Adicione o vinagre e o óleo de gergelim e misture bem. Sirva sobre uma cama de folhas de alface.

Vitela com Molho de Ostra

para 4 pessoas

15 ml / 1 colher de sopa de óleo de amendoim

2 dentes de alho, picados

450 g de contrafilé fatiado

100g / 4oz Cogumelos

15 ml / 1 colher de sopa de vinho de arroz ou xerez seco

150 ml / ¬º pontos / generoso ¬Ω xícara de caldo de galinha

30 ml / 2 colheres de sopa de molho de ostra

5 ml / 1 colher de chá de açúcar mascavo

sal e pimenta moída na hora

4 cebolinhas (cebolinhas), fatiadas

15 ml / 1 colher de fubá (farinha de milho)

Aqueça o óleo e frite o alho até dourar levemente. Adicione o bife e os cogumelos e frite até dourar levemente. Adicione o vinho ou xerez e cozinhe por 2 minutos. Adicione o caldo, o molho de ostras e o açúcar, tempere com sal e pimenta. Deixe ferver e cozinhe, mexendo ocasionalmente, por 4 minutos. Adicione cebolinha. Misture o fubá com um pouco de água e misture na panela. Cozinhe em fogo baixo, mexendo até o molho ficar claro e engrossar.

Vitela com Paprika

para 4 pessoas

350 g de carne magra, cortada em tiras
75 ml / 5 colheres de sopa de molho de soja
75 ml / 5 colheres de sopa de óleo de amendoim (amendoim)
5 ml / 1 colher de chá de fubá (farinha de milho)
75 ml / 5 colheres de sopa de água
2 cebolas fatiadas
5 ml / 1 colher de chá de molho de ostra
pimenta moída na hora
cestas de macarrão

Marinar a carne em molho de soja, 15 ml/1 colher de sopa de óleo, amido de milho e água por 1 hora. Retire a carne da marinada e escorra bem. Aqueça o óleo restante, frite a carne e a cebola até dourar levemente. Adicione a marinada e o molho de ostras e tempere generosamente com pimenta. Deixe ferver, tampe e cozinhe por 5 minutos, mexendo de vez em quando. Sirva com cestas de macarrão.

Bife de pimenta

para 4 pessoas

45 ml / 3 colheres de sopa de óleo de amendoim (amendoim)

5 ml / 1 colher de chá de sal

2 dentes de alho, picados

450 g de lombo de boi cortado em fatias finas

1 cebola cortada em oitavos

2 pimentões verdes, picados

120 ml / 4 onças / ½ xícara de caldo de carne

5 ml / 1 colher de chá de açúcar mascavo

5 ml / 1 colher de chá de vinho de arroz ou xerez seco

sal e pimenta moída na hora

30 ml / 2 colheres de sopa de farinha de milho (amido de milho)

30 ml / 2 colheres de sopa de molho de soja

Aqueça o azeite com sal e alho até dourar levemente o alho, acrescente o filé e frite até dourar de todos os lados. Adicione a cebola e o pimentão e frite por 2 minutos. Adicione o caldo, o açúcar, o vinho ou o xerez e tempere com sal e pimenta. Deixe ferver, tampe e cozinhe por 5 minutos. Misture o fubá com o molho de soja e depois misture com o molho. Cozinhe, mexendo, até o molho ficar claro e engrossar, adicionando um pouco de água se necessário para atingir a consistência de sua preferência.

Vitela com Paprika

para 4 pessoas

350 g de carne magra, em fatias finas
3 pimentões vermelhos picados e picados
3 cebolinhas (cebolinhas), cortadas em pedaços
2 dentes de alho, picados
15 ml / 1 colher de sopa de molho de feijão preto
1 cenoura fatiada
3 pimentões verdes, cortados em pedaços
Sal
15 ml / 1 colher de sopa de óleo de amendoim
5 ml / 1 colher de chá de molho de soja
45 ml / 3 colheres de sopa de água
5 ml / 1 colher de chá de vinho de arroz ou xerez seco
5 ml / 1 colher de chá de fubá (farinha de milho)

Marinar a carne com pimenta malagueta, cebolinha, alho, molho de feijão preto e cenoura por 1 hora. Escalde os pimentões em água fervente com sal por 3 minutos e escorra bem. Aqueça o óleo e frite a mistura de carne por 2 minutos. Adicione os pimentões e frite por 3 minutos. Adicione o molho de soja, água e vinho ou xerez. Misture o fubá com um pouco de água, mexa em uma panela e cozinhe em fogo baixo, mexendo até o molho engrossar.

Pedaços de carne fritos com pimentão verde

para 4 pessoas

225 g de carne magra, picada
1 clara de ovo
15 ml / 1 colher de fubá (farinha de milho)
2,5 ml / ¬Ω colher de chá de sal
5 ml / 1 colher de chá de vinho de arroz ou xerez seco
2,5 ml / ¬Ω colher de chá de açúcar
óleo para fritar
30 ml / 2 colheres de sopa de óleo de amendoim
2 pimentões vermelhos, em cubos
2 fatias de raiz de gengibre, raladas
15 ml / 1 colher de sopa de molho de soja
2 pimentões verdes grandes, em cubos

Coloque a carne numa tigela com a clara, a maizena, o sal, o vinho ou xerez e o açúcar e deixe macerar por 30 minutos. Aqueça o óleo e frite a carne até dourar levemente. Retire da panela e escorra bem. Aqueça o óleo e frite a pimenta e o gengibre por alguns segundos. Adicione a carne e o molho de soja e frite até ficar macio. Adicione o pimentão verde, misture bem e cozinhe por 2 minutos. Sirva imediatamente.

Carne com pepino chinês

para 4 pessoas

100g/4oz picles chineses, ralados
1 libra / 450g de bife magro, cortado em pedaços
30 ml / 2 colheres de sopa de molho de soja
5 ml / 1 colher de chá de sal
2,5 ml / ¬Ω colher de chá de pimenta moída na hora
60 ml / 4 colheres de sopa de óleo de amendoim
15 ml / 1 colher de fubá (farinha de milho)

Misture bem todos os ingredientes e coloque em um recipiente à prova de fogo. Coloque a panela na grelha do vaporizador, tampe e cozinhe em água fervente por 40 minutos até que a carne esteja bem cozida.

bife com batatas

para 4 pessoas

450 g / 1 libra de bife

60 ml / 4 colheres de sopa de óleo de amendoim

5 ml / 1 colher de chá de sal

2,5 ml / ½ colher de chá de pimenta moída na hora

1 cebola picada

1 dente de alho amassado

225 g de batatas em cubos

175 ml / 6 onças / ¾ xícaras de caldo de carne

250ml / 8 onças / 1 xícara de folhas de aipo picadas

30 ml / 2 colheres de sopa de farinha de milho (amido de milho)

15 ml / 1 colher de sopa de molho de soja

60 ml / 4 colheres de sopa de água

Corte o bife em tiras e depois em fatias finas contra o grão. Aqueça o óleo e frite o bife, sal, pimenta, cebola e alho até dourar levemente. Adicione as batatas e o caldo, deixe ferver, tampe e cozinhe por 10 minutos. Adicione as folhas de aipo e cozinhe por cerca de 4 minutos até ficar macio. Misture o fubá, o molho de soja e a água até formar uma pasta, acrescente à panela e cozinhe, mexendo, até o molho engrossar.

carne vermelha cozida

para 4 pessoas

450 g / 1 libra de carne magra
120ml / 4oz / ¬Ω xícara de molho de soja
60 ml / 4 colheres de sopa de vinho de arroz ou xerez seco
15 ml / 1 colher de sopa de açúcar mascavo
375 ml / 13 fl oz / 1 Ω xícara de água

Coloque a carne, o molho de soja, o vinho ou xerez e o açúcar em uma panela de fundo grosso e deixe ferver. Cubra e cozinhe por 10 minutos, virando uma ou duas vezes. Adicione água e ferva. Cubra e cozinhe por cerca de 1 hora até que a carne esteja macia, adicionando um pouco de água fervente se necessário durante o cozimento se a carne ficar muito seca. Sirva quente ou frio.

carne salgada

para 4 pessoas

30 ml / 2 colheres de sopa de óleo de amendoim
450 g de carne magra, cortada em cubos
2 cebolinhas (spring ons), fatiadas
2 dentes de alho, picados
1 fatia de raiz de gengibre, picada
2 dentes de anis estrelado, esmagados
250ml / 8 onças / 1 xícara de molho de soja
30 ml / 2 colheres de sopa de vinho de arroz ou xerez seco
30 ml / 2 colheres de sopa de açúcar mascavo
5 ml / 1 colher de chá de sal
600 ml / 1 pt / 2 ohm copo de água

Aqueça o óleo e frite a carne até dourar levemente. Escorra o excesso de óleo e acrescente a cebolinha, o alho, o gengibre e o anis estrelado e refogue por 2 minutos. Adicione o molho de soja, vinho ou xerez, açúcar e sal e misture bem. Adicione a água, deixe ferver, tampe e cozinhe por 1 hora. Retire a tampa e cozinhe até o molho reduzir.

Carne desfiada

para 4 pessoas

750 g / 1 lb de carne magra, em cubos
250ml / 8 onças / 1 xícara de caldo de carne
120ml / 4oz / ¬Ω xícara de molho de soja
60 ml / 4 colheres de sopa de vinho de arroz ou xerez seco
45 ml / 3 colheres de sopa de óleo de amendoim (amendoim)

Coloque a carne, o caldo, o molho de soja e o vinho ou xerez em uma panela de fundo grosso. Leve ao fogo e cozinhe, mexendo, até o líquido evaporar. Esfrie e depois refrigere. Desfie a carne com dois garfos. Aqueça o óleo, acrescente a carne e frite rapidamente até dourar. Continue cozinhando em fogo médio até que a carne esteja completamente seca. Deixe esfriar e sirva com macarrão ou arroz.

Carne Desfiada Depois da Família

para 4 pessoas

225 g de carne bovina picada
15 ml / 1 colher de sopa de molho de soja
15 ml / 1 colher de sopa de molho de ostra
45 ml / 3 colheres de sopa de óleo de amendoim (amendoim)
1 fatia de raiz de gengibre, picada
1 malagueta vermelha picada
4 talos de aipo, cortados na diagonal
15 ml / 1 colher de sopa de molho picante de feijão
5 ml / 1 colher de chá de sal
15 ml / 1 colher de sopa de vinho de arroz ou xerez seco
5 ml / 1 colher de chá de óleo de gergelim
5 ml / 1 colher de chá de vinagre de vinho
pimenta moída na hora

Coloque a carne na tigela com o molho de soja e o molho de ostra e deixe marinar por 30 minutos. Aqueça o óleo e frite a carne até dourar levemente, depois retire da panela. Adicione o gengibre e a pimenta e frite por alguns segundos. Adicione o aipo e frite até a metade. Adicione a carne, o molho de feijão quente, o sal e misture bem. Adicione o vinho ou xerez, o óleo de gergelim e o vinagre e cozinhe até que a carne esteja macia e os ingredientes bem misturados. Sirva polvilhado com pimenta.

carne moída picante

para 4 pessoas

90 ml / 6 colheres de sopa de óleo de amendoim (amendoim)
1 libra / 450 g de carne magra, cortada em tiras
50g / 2oz pasta de pimentão
pimenta moída na hora
15 ml / 1 colher de sopa de raiz de gengibre moída
30 ml / 2 colheres de sopa de vinho de arroz ou xerez seco
225g/8 onças de aipo, cortado em pedaços
30 ml / 2 colheres de sopa de molho de soja
5 ml / 1 colher de chá de açúcar
5 ml / 1 colher de chá de vinagre de vinho

Aqueça o óleo e frite a carne até dourar. Adicione a pasta de pimenta e a pimenta e frite por 3 minutos. Adicione gengibre, vinho ou xerez e aipo e misture bem. Adicione o molho de soja, o açúcar e o vinagre e frite por 2 minutos.

Carne marinada com espinafre

para 4 pessoas

1 libra / 450 g de carne magra, em fatias finas
45 ml / 3 colheres de sopa de vinho de arroz ou xerez seco
15 ml / 1 colher de sopa de molho de soja
5 ml / 1 colher de chá de açúcar
2,5 ml / ½ colher de chá de óleo de gergelim
450 g / 1 libra de espinafre
45 ml / 3 colheres de sopa de óleo de amendoim (amendoim)
2 fatias de raiz de gengibre picadas
30 ml / 2 colheres de sopa de caldo de carne
5 ml / 1 colher de chá de fubá (farinha de milho)

Achate ligeiramente a carne pressionando com os dedos. Misture o vinho ou xerez, molho de soja, xerez e óleo de gergelim. Adicione a carne, tampe e leve à geladeira por 2 horas, mexendo de vez em quando. Corte as folhas de espinafre em pedaços grandes e os talos em rodelas grossas. Aqueça 30 ml / 2 colheres de sopa de óleo e frite os talos de espinafre e o gengibre por 2 minutos. Retire da panela.

Aqueça o óleo restante. Escorra a carne, reservando a marinada. Adicione metade da carne à panela, espalhando as fatias para que não se sobreponham. Cozinhe por cerca de 3 minutos até dourar levemente dos dois lados. Retire da panela e frite a carne restante, depois retire da panela. Misture o caldo e o fubá com a marinada. Adicione a mistura à panela e deixe ferver. Adicione as folhas de espinafre, caules e gengibre. Cozinhe por cerca de 3 minutos até o espinafre murchar e, em seguida, misture a carne. Cozinhe por mais 1 minuto e sirva imediatamente.

Carne com feijão preto com chalotas

para 4 pessoas

225 g de carne magra, em fatias finas

1 ovo, levemente batido

5 ml / 1 colher de chá de molho de soja light

2,5 ml / ½ colher de chá de vinho de arroz ou xerez seco

2,5 ml / ½ colher de chá de amido de milho (farinha de milho)

250 ml / 8 fl oz / 1 xícara de óleo de amendoim

2 dentes de alho, picados

30 ml / 2 colheres de sopa de molho de feijão preto

15 ml / 1 colher de sopa de água

6 cebolinhas, cortadas na diagonal

2 fatias de raiz de gengibre, raladas

Misture a carne com o ovo, molho de soja, vinho ou xerez e fubá. Reserve por 10 minutos. Aqueça o óleo e frite a carne até ficar quase cozida. Retire da panela e escorra bem. Adicione tudo, exceto 15 ml/1 colher de sopa de óleo, aqueça e frite o alho e o molho de feijão preto por 30 segundos. Adicione a carne e a água e cozinhe por cerca de 4 minutos até que a carne esteja macia.

Enquanto isso, aqueça mais 15 ml/1 colher de sopa de óleo e frite brevemente a cebolinha e o gengibre. Disponha a carne em uma travessa quente, cubra com as chalotas e sirva.

Carne frita com cebolinha

para 4 pessoas

45 ml / 3 colheres de sopa de óleo de amendoim (amendoim)
225 g de carne magra, em fatias finas
8 cebolinhas(s), fatiadas
75 ml / 5 colheres de sopa de molho de soja
15 ml / 1 colher de sopa de vinho de arroz ou xerez seco
30 ml / 2 colheres de sopa de óleo de gergelim

Aqueça o óleo e frite a carne e a cebola até dourar levemente. Adicione o molho de soja e vinho ou xerez e cozinhe até que a carne esteja cozida a seu gosto. Adicione o óleo de gergelim antes de servir.

Carne e Cebola ao Molho de Peixe

para 4 pessoas

350 g de carne magra, em fatias finas
15 ml / 1 colher de fubá (farinha de milho)
15 ml / 1 colher de sopa de água
2,5 ml / ¬Ω colher de chá de vinho de arroz ou xerez seco
uma pitada de bicarbonato de sódio (bicarbonato de sódio)
pitada de sal
45 ml / 3 colheres de sopa de óleo de amendoim (amendoim)
6 chalotas (cebolinhas), cortadas em pedaços de 5 cm/2
2 dentes de alho, picados
2 fatias de gengibre moído
5 ml / 1 colher de chá de molho de peixe
2,5 ml / ¬Ω colher de chá de molho de ostra

Marinar a carne com fubá, água, vinho ou xerez, bicarbonato de sódio e sal por 1 hora. Aqueça 30 ml / 2 colheres de sopa de óleo e frite a carne com metade da cebolinha, metade do alho e o gengibre até dourar. Entretanto, aqueça o restante azeite e refogue a restante cebola, alho e gengibre com o molho de peixe e ostras até alourar. Misture os dois e reaqueça antes de servir.

carne cozida no vapor

para 4 pessoas

450 g de carne magra, fatiada
5 ml / 1 colher de chá de fubá (farinha de milho)
2 fatias de raiz de gengibre picadas
15 ml / 1 colher de sopa de molho de soja
15 ml / 1 colher de sopa de vinho de arroz ou xerez seco
2,5 ml / ¬Ω colher de chá de sal
2,5 ml / ¬Ω colher de chá de açúcar
15 ml / 1 colher de sopa de óleo de amendoim
2 cebolinhas (mola), picadas
15 ml / 1 colher de sopa de salsinha picada

Coloque a carne na tigela. Misture a farinha de milho, gengibre, molho de soja, vinho ou xerez, sal e açúcar e, em seguida, adicione a carne. Reserve por 30 minutos, mexendo de vez em quando. Coloque as fatias de carne num refratário raso e regue com o azeite e as chalotas. Cozinhe em uma gradinha sobre água fervente por cerca de 40 minutos até que a carne esteja cozida. Sirva polvilhado com salsa.

Goulash de Carne

para 4 pessoas

15 ml / 1 colher de sopa de óleo de amendoim
1 dente de alho amassado
1 fatia de raiz de gengibre, picada
1 libra / 450 g de bife refogado, em cubos
45 ml / 3 colheres de sopa de molho de soja
30 ml / 2 colheres de sopa de vinho de arroz ou xerez seco
15 ml / 1 colher de sopa de açúcar mascavo
300ml / ¬Ω pt / 1¬° xícara de caldo de galinha
2 cebolas, cortadas em oitavos
2 cenouras, picadas grosseiramente
100g / 4 onças de repolho picado

Aqueça o azeite com o alho e o gengibre e refogue até dourar levemente o alho. Adicione o bife e frite por 5 minutos até dourar. Adicione o molho de soja, vinho ou xerez e o açúcar, tampe e cozinhe por 10 minutos. Adicione o caldo, deixe ferver, tampe e cozinhe por cerca de 30 minutos. Adicione a cebola, a cenoura e o repolho, tampe e cozinhe por mais 15 minutos.

peito de vitela guisado

para 4 pessoas

450 g / 1 libra de peito bovino

45 ml / 3 colheres de sopa de óleo de amendoim (amendoim)

3 cebolinhas (spring ons), fatiadas

2 fatias de raiz de gengibre picadas

1 dente de alho amassado

120ml / 4oz / ¬Ω xícara de molho de soja

5 ml / 1 colher de chá de açúcar

45 ml / 3 colheres de sopa de vinho de arroz ou xerez seco

3 cravos de anis estrelado

4 cenouras em cubos

225g / 8oz bok choy

15 ml / 1 colher de fubá (farinha de milho)

45 ml / 3 colheres de sopa de água

Coloque a carne em uma panela e cubra com água. Deixe ferver, tampe e cozinhe por cerca de 1 Ω hora até que a carne esteja macia. Retire da panela e escorra bem. Corte em cubos de 2,5 cm / 1 polegada e economize 250 ml / 8 onças / 1 xícara de caldo.

Aqueça o azeite e frite a cebolinha, o gengibre e o alho por alguns segundos. Adicione o molho de soja, o açúcar, o vinho ou xerez, o anis estrelado e misture bem. Adicione a carne e o caldo reservado. Deixe ferver, tampe e cozinhe por 20 minutos. Enquanto isso, cozinhe o bok choy em água fervente até ficar macio. Transfira a carne e os legumes para o prato de servir quente. Misture o amido de milho com água até formar uma pasta, misture com o molho e cozinhe, mexendo, até o molho engrossar. Despeje sobre a carne e sirva com bok choy.

carne frita

para 4 pessoas

225g / 8 onças de carne magra

45 ml / 3 colheres de sopa de óleo de amendoim (amendoim)

1 fatia de raiz de gengibre, picada

2 dentes de alho, picados

2 cebolinhas (mola), picadas

50 g de cogumelos fatiados

1 pimentão vermelho fatiado

225 g / 8 onças floretes de couve-flor

50 g de ervilhas (ervilhas)

30 ml / 2 colheres de sopa de molho de soja

15 ml / 1 colher de fubá (farinha de milho)

15 ml / 1 colher de sopa de vinho de arroz ou xerez seco

120 ml / 4 onças / ¬Ω xícara de caldo de carne

Corte a carne em fatias finas contra o grão. Aqueça metade do óleo e frite o gengibre, o alho e a cebolinha até dourar levemente. Adicione a carne e cozinhe até dourar, em seguida, retire da panela. Aqueça o óleo restante e frite os legumes até que estejam cobertos de óleo. Adicione o caldo, deixe ferver, tampe e cozinhe até que os legumes estejam macios, mas ainda crocantes. Misture o molho de soja, fubá e vinho ou xerez e misture na panela. Cozinhe em fogo baixo, mexendo até o molho engrossar.

tiras de bife

para 4 pessoas

450 g / 1 libra de bife do lombo
120ml / 4oz / ½ xícara de molho de soja
120 ml / 4 onças / ½ xícara de caldo de galinha
1 cm/½ de raiz de gengibre fatiada
2 dentes de alho, picados
30 ml / 2 colheres de sopa de vinho de arroz ou xerez seco
15 ml / 1 colher de sopa de açúcar mascavo
15 ml / 1 colher de sopa de óleo de amendoim

Endureça o bife no freezer e corte em fatias longas e finas. Misture todos os outros ingredientes e deixe marinar o bife na mistura por cerca de 6 horas. Coloque o bife nas espetadas de madeira embebidas e grelhe durante alguns minutos até estar ao seu gosto, regando de vez em quando com a marinada.

Carne ao vapor com batata doce

para 4 pessoas

1 libra / 450 g de carne magra, em fatias finas
15 ml / 1 colher de sopa de molho de feijão preto
15 ml / 1 colher de sopa de molho de feijão doce
15 ml / 1 colher de sopa de molho de soja
5 ml / 1 colher de chá de açúcar
2 fatias de raiz de gengibre picadas
2 batatas doces, em cubos
30 ml / 2 colheres de sopa de óleo de amendoim
100g / 4 onças farinha de rosca
15 ml / 1 colher de sopa de óleo de gergelim
3 cebolinhas (brotos), finamente picadas

Coloque a carne em uma tigela com o molho de feijão, molho de soja, açúcar e gengibre e deixe marinar por 30 minutos. Retire a carne da marinada e acrescente as batatas. Reserve por 20 minutos. Coloque as batatas no fundo de um pequeno vaporizador de bambu. Pincele a carne com farinha de rosca e coloque sobre as batatas. Cubra e cozinhe no vapor por 40 minutos.

Aqueça o óleo de gergelim e frite a cebolinha por alguns segundos. Despeje sobre a carne e sirva.

lombo

para 4 pessoas
450 g / 1 libra de carne magra
45 ml / 3 colheres de sopa de vinho de arroz ou xerez seco
15 ml / 1 colher de sopa de molho de soja
10 ml / 2 colheres de chá de molho de ostra
5 ml / 1 colher de chá de açúcar
5 ml / 1 colher de chá de fubá (farinha de milho)
2,5 ml / ¬Ω colher de chá de bicarbonato de sódio
(bicarbonato de sódio)
pitada de sal
1 dente de alho amassado
30 ml / 2 colheres de sopa de óleo de amendoim
2 cebolas, cortadas em rodelas finas

Corte a carne ao longo do grão em fatias finas. Misture o vinho ou xerez, molho de soja, molho de ostra, açúcar, fubá, bicarbonato de sódio, sal e alho. Adicione a carne, cubra e leve à geladeira por pelo menos 3 horas. Aqueça o óleo e frite a cebola por cerca de 5 minutos até dourar. Transfira para um prato de servir quente e mantenha quente. Adicione um pouco de carne ao wok, espalhando as fatias para que não se sobreponham. Frite por cerca de 3 minutos de cada lado até dourar, coloque a cebola por cima e continue cozinhando o restante da carne.

torrada de carne

para 4 pessoas

4 fatias de carne magra

1 ovo batido

50 g / 2 onças / ¬Ω xícara de nozes picadas

4 fatias de pão

óleo para fritar

Achate as fatias de carne e pincele-as bem com o ovo. Polvilhe com nozes e polvilhe com uma fatia de pão. Aqueça o óleo e frite a carne e as fatias de pão por cerca de 2 minutos. Retire do óleo e deixe esfriar. Aqueça o óleo e frite novamente até dourar bem.

Carne desfiada com tofu e pimentão

para 4 pessoas

225 g de carne moída magra

1 clara de ovo

2,5 ml / ½ colher de chá de óleo de gergelim

5 ml / 1 colher de chá de fubá (farinha de milho)

pitada de sal

250 ml / 8 fl oz / 1 xícara de óleo de amendoim

100 g de tofu seco, cortado em tiras

5 pimentões vermelhos cortados em tiras

15 ml / 1 colher de sopa de água

1 fatia de raiz de gengibre, picada

10 ml / 2 colheres de chá de molho de soja

Misture a carne com a clara de ovo, metade do óleo de gergelim, a farinha de milho e o sal. Aqueça o óleo e frite a carne até ficar quase cozida. Retire da panela. Adicione o tofu à panela e frite por 2 minutos, depois retire da panela. Adicione o pimentão e frite por 1 minuto. Coloque o tofu na panela com a água, o gengibre e o molho de soja e misture bem. Adicione a carne e frite até incorporar bem. Sirva polvilhado com o restante óleo de gergelim.

carne com tomate

para 4 pessoas

30 ml / 2 colheres de sopa de óleo de amendoim
3 cebolinhas (cebolinhas), cortadas em pedaços
225 g de carne magra, cortada em tiras
60 ml / 4 colheres de sopa de caldo de carne
15 ml / 1 colher de fubá (farinha de milho)
45 ml / 3 colheres de sopa de água
4 tomates sem pele e cortados em quartos

Aqueça o óleo e frite a cebola até murchar. Adicione a carne e frite até dourar. Adicione o caldo, deixe ferver, tampe e cozinhe por 2 minutos. Junte o fubá e a água, misture na panela e cozinhe, mexendo, até o molho engrossar. Adicione os tomates e cozinhe até aquecer.

Carne vermelha cozida com nabos

para 4 pessoas

450 g / 1 libra de carne magra
1 fatia de raiz de gengibre, picada
1 cebolinha (cebolinha), moída 120ml / 4oz / ¬Ω xícara de
vinho de arroz ou xerez seco
250ml / 8 onças / 1 xícara de água
2 dentes de anis estrelado
1 nabo pequeno, em cubos
120ml / 4oz / ¬Ω xícara de molho de soja
15 ml / 1 colher de sopa de açúcar

Coloque a carne, o gengibre, a cebolinha, o vinho ou xerez, a água e o anis estrelado em uma panela de fundo grosso, leve para ferver, tampe e cozinhe por 45 minutos. Adicione os nabos, o molho de soja e o açúcar e um pouco mais de água se necessário, deixe ferver, tampe e cozinhe por mais 45 minutos até que a carne esteja macia. Legal. Retire a carne e os nabos do molho. Corte a carne às rodelas e disponha num prato com os nabos. Coe o molho e sirva frio.

Vitela com Legumes

para 4 pessoas

225g / 8 onças de carne magra
15 ml / 1 colher de fubá (farinha de milho)
15 ml / 1 colher de sopa de molho de soja
15 ml / 1 colher de sopa de vinho de arroz ou xerez seco
2,5 ml / ½ colher de chá de açúcar
45 ml / 3 colheres de sopa de óleo de amendoim (amendoim)
1 fatia de raiz de gengibre, picada
2,5 ml / ½ colher de chá de sal
100 g de cebola cortada em rodelas
2 talos de aipo cortados em rodelas
1 pimentão vermelho fatiado
100 g/4 onças de brotos de bambu, fatiados
100g / 4oz cenouras, cortadas
120 ml / 4 onças / ½ xícara de caldo de carne

Corte a carne em fatias finas contra o grão e coloque em uma tigela. Junte o fubá, o molho de soja, o vinho ou xerez e o açúcar, despeje sobre a carne e misture. Reserve por 30 minutos, virando de vez em quando. Aqueça metade do óleo e frite a carne até dourar, depois retire da panela. Aqueça o óleo restante, adicione o gengibre e o sal, acrescente os legumes e frite até ficarem cobertos de óleo. Adicione o caldo, deixe ferver, tampe e cozinhe até que os legumes estejam macios, mas ainda crocantes. Coloque a carne na panela e mexa em fogo baixo por cerca de 1 minuto para aquecê-la.

Carne assada

para 4 pessoas

350g / 12oz rolo de carne
30 ml / 2 colheres de sopa de açúcar
30 ml / 2 colheres de sopa de vinho de arroz ou xerez seco
30 ml / 2 colheres de sopa de molho de soja
5 ml / 1 colher de chá de canela
2 cebolinhas (mola), picadas
1 fatia de raiz de gengibre, picada
45 ml / 3 colheres de sopa de óleo de gergelim

Ferva a água em uma panela, acrescente a carne, leve a água novamente ao fogo e deixe ferver rapidamente para dourar a carne. Retire da panela. Transfira a carne para uma panela limpa e acrescente todos os outros ingredientes, reservando 15 ml/1 colher de sopa de óleo de gergelim. Encha a panela com água até cobrir a carne, deixe ferver, tampe e cozinhe por cerca de 1 hora até a carne ficar macia. Polvilhe com o óleo de gergelim restante antes de servir.

filé recheado

em 4'6

675 g / 1½ lb de filé mignon inteiro
60 ml / 4 colheres de sopa de vinagre de vinho
30 ml / 2 colheres de sopa de açúcar
10 ml / 2 colheres de chá de molho de soja
2,5 ml / ½ colher de chá de pimenta moída na hora
2,5 ml / ½ colher de chá de cravo inteiro
5 ml / 1 colher de chá de canela em pó
1 folha de louro, esmagada
225 g / 8 onças de arroz de grão longo cozido
5 ml / 1 colher de chá de salsa fresca picada
pitada de sal
30 ml / 2 colheres de sopa de óleo de amendoim
30 ml / 2 colheres de sopa de banha
1 cebola picada

Coloque o bife em uma tigela grande. Leve ao lume num tacho o vinagre, o açúcar, o molho de soja, a pimenta, os cravinhos, a canela e o louro e deixe arrefecer. Despeje sobre o bife, cubra e deixe marinar na geladeira durante a noite, virando de vez em quando.

Misture o arroz, a salsinha, o sal e o azeite. Escorra a carne e espalhe sobre o bife, enrole e amarre bem com barbante. Derreta a manteiga, acrescente a cebola e o bife e frite até dourar de todos os lados. Despeje água suficiente para quase cobrir o bife, tampe e cozinhe por 1 Ω hora ou até que a carne esteja macia.

bolinhos de carne

para 4 pessoas

450 g / 1 libra de farinha de trigo

1 saqueta de fermento de mistura fácil

10 ml / 2 colheres de chá de açúcar em pó

5 ml / 1 colher de chá de sal

300 ml / ¬Ω pt / 1-º xícara de leite ou água morna

30 ml / 2 colheres de sopa de óleo de amendoim

225 g / 8 onças de carne moída (picada)

1 cebola picada

2 pedaços de talo de gengibre picados

50g/2 onças de castanha de caju picada

2,5 ml / ¬Ω colher de chá de cinco especiarias em pó

15 ml / 1 colher de sopa de molho de soja

30 ml / 2 colheres de sopa de molho hoisin

2,5 ml / ¬Ω colher de chá de vinagre de vinho

15 ml / 1 colher de fubá (farinha de milho)

45 ml / 3 colheres de sopa de água

Misture a farinha, o fermento, o açúcar, o sal e o leite ou água morna e amasse até obter uma massa lisa. Cubra e reserve em um lugar quente por 45 minutos. Aqueça o óleo e frite a carne até dourar levemente. Adicione a cebola, o gengibre, a castanha de caju, o pó de cinco especiarias, o molho de soja, o molho hoisin e o vinagre e deixe ferver. Misture o fubá com a água, acrescente o molho e cozinhe por 2 minutos. Legal. Forme 16 bolas com a massa. Esprema, coloque um pouco de recheio em cada uma e feche a massa ao redor do recheio. Coloque em uma wok ou cesta de cozimento a vapor, tampe e cozinhe em água e sal por cerca de 30 minutos.

almôndegas crocantes

para 4 pessoas

225 g / 8 onças de carne moída (picada)
100 g de castanhas d'água picadas
2 ovos batidos
5 ml / 1 colher de chá de casca de laranja ralada
5 ml / 1 colher de chá de raiz de gengibre moída
5 ml / 1 colher de chá de sal
15 ml / 1 colher de fubá (farinha de milho)
225g / 8 onças / 2 xícaras de farinha de trigo
5 ml / 1 colher de chá de fermento em pó
300 ml / ¬Ω pt / 1 ¬Ω copo de água
15 ml / 1 colher de sopa de óleo de amendoim
óleo para fritar

Misture a carne, as castanhas d'água, 1 ovo, casca de laranja, gengibre, sal e fubá. Forme bolas. Coloque em uma panela a vapor com água fervente e cozinhe por cerca de 20 minutos até ficar cozido. Legal.

Misture a farinha, o fermento, o ovo restante, a água e o óleo de amendoim até engrossar. Mergulhe as almôndegas na massa. Aqueça o óleo e frite as almôndegas até dourar

Carne moída com castanha de caju

para 4 pessoas

450 g / 1 libra de carne picada (picada)

¬Ω clara de ovo

5 ml / 1 colher de chá de molho de ostra

5 ml / 1 colher de chá de molho de soja light

algumas gotas de óleo de gergelim

25 gr de salsa fresca picada

45 ml / 3 colheres de sopa de óleo de amendoim (amendoim)

25 g / 1 oz / ¬º xícara de castanha de caju picada

15 ml / 1 colher de sopa de caldo de carne

4 folhas grandes de alface

Misture a carne com clara de ovo, molho de ostra, molho de soja, óleo de gergelim e salsa e reserve. Aqueça metade do óleo e frite as castanhas de caju até dourar levemente, depois retire da panela. Aqueça o óleo restante e frite a mistura de carne até dourar. Adicione o caldo e continue cozinhando até que quase todo o líquido tenha evaporado. Arrume as folhas de alface em uma travessa quente e coloque sobre a carne. Sirva polvilhado com castanha de caju frita

Vitela ao Molho Vermelho

para 4 pessoas

60 ml / 4 colheres de sopa de óleo de amendoim
450 g / 1 libra de carne picada (picada)
1 cebola picada
1 pimenta vermelha picada
1 pimentão verde picado
2 fatias de abacaxi, picadas
45 ml / 3 colheres de sopa de molho de soja
45 ml / 3 colheres de sopa de vinho branco seco
30 ml / 2 colheres de sopa de vinagre de vinho
30 ml / 2 colheres de sopa de mel
300 ml / ¬Ω pt / 1¬° xícara de caldo de carne
sal e pimenta moída na hora
algumas gotas de óleo de pimenta

Aqueça o óleo e frite a carne até dourar levemente. Adicione os legumes e o abacaxi e frite por 3 minutos. Adicione o molho de soja, vinho, vinagre, mel e caldo. Deixe ferver, tampe e cozinhe por 30 minutos até ficar cozido. Tempere a gosto com sal, pimenta e azeite.

Bolas de vitela com arroz pegajoso

para 4 pessoas

225 g / 8 onças de arroz pegajoso
1 libra / 450 g de carne magra, picada (picada)
1 fatia de raiz de gengibre, picada
1 cebola pequena picada
1 ovo, levemente batido
15 ml / 1 colher de sopa de molho de soja
2,5 ml / ¬Ω colher de chá de amido de milho (farinha de milho)
2,5 ml / ¬Ω colher de chá de açúcar
2,5 ml / ¬Ω colher de chá de sal
5 ml / 1 colher de chá de vinho de arroz ou xerez seco

Deixe o arroz de molho por 30 minutos, escorra e coloque em um prato. Mistura de carne bovina, gengibre, cebola, ovo, molho de soja, fubá, açúcar, sal e vinho ou xerez. Forme bolas do tamanho de uma noz. Passe as almôndegas no arroz para cobri-las completamente e, em seguida, coloque-as em um refratário raso, espaçado entre elas. Vapor em um rack sobre água fervente por 30 minutos. Sirva com molho de soja e mostarda chinesa.

Almôndegas em molho agridoce

para 4 pessoas

450 g / 1 libra de carne picada (picada)
1 cebola finamente picada
25 g de castanhas de água picadas finamente
15 ml / 1 colher de sopa de molho de soja
15 ml / 1 colher de sopa de vinho de arroz ou xerez seco
1 ovo batido
100 g / 4 onças / ¬Ω xícara fubá (maizena)
óleo para fritar

Para o molho:

15 ml / 1 colher de sopa de óleo de amendoim
1 pimentão verde, em cubos
100 g de pedaços de abacaxi em calda
100 g de picles doce chinês misto
100 g / 4 onças / ¬Ω xícara de açúcar mascavo
120 ml / 4 onças / ¬Ω xícara de caldo de galinha
60 ml / 4 colheres de sopa de vinagre de vinho
15 ml / 1 colher (sopa) de extrato de tomate (pasta)
15 ml / 1 colher de fubá (farinha de milho)

15 ml / 1 colher de sopa de molho de soja
sal e pimenta moída na hora
45 ml / 3 colheres de sopa de coco ralado

Misture a carne, cebola, castanhas de água, molho de soja e vinho ou xerez. Faça bolinhas e passe no ovo batido e depois no fubá. Frite em óleo quente por alguns minutos até dourar. Transfira para um prato de servir quente e mantenha quente.

Enquanto isso, aqueça o óleo e frite os pimentões por 2 minutos. Adicione 30 ml / 2 colheres de sopa de xarope de abacaxi, 15 ml / 1 colher de sopa de vinagre em conserva, açúcar, caldo, vinagre de vinho, purê de tomate, farinha de milho e molho de soja. Misture bem, leve ao fogo e cozinhe, mexendo, até que a mistura fique clara e espessa. Escorra os abacaxis restantes e os pepinos em conserva e adicione à panela. Cozinhe em fogo baixo, mexendo, por 2 minutos. Despeje sobre as almôndegas e sirva polvilhado com coco.

pudim de carne no vapor

para 4 pessoas

6 cogumelos chineses secos

225 g / 8 onças de carne moída (picada)

225 g de carne de porco picada (picada)

1 cebola, em cubos

20 ml / 2 colheres de sopa de chutney de manga

30 ml / 2 colheres de sopa de molho hoisin

30 ml / 2 colheres de sopa de molho de soja

5 ml / 1 colher de chá de cinco especiarias em pó

1 dente de alho amassado

5 ml / 1 colher de chá de sal

1 ovo batido

45 ml / 3 colheres de fubá (farinha de milho)

60 ml / 4 colheres de sopa de cebolinha picada

10 folhas de couve

300 ml / ¬Ω pt / 1¬° xícara de caldo de carne

Mergulhe os cogumelos em água morna por 30 minutos e depois escorra. Descarte as tampas e pique as tampas. Misture a carne moída, cebola, molho picante, molho hoisin, molho de soja, cinco especiarias e alho e tempere com sal. Adicione o ovo e a farinha de milho e misture a cebolinha. Forre a cesta fumegante com folhas de repolho. Forme uma massa com a carne picada e coloque-a sobre as folhas. Tampe e cozinhe no caldo de carne em fogo baixo por 30 minutos.

carne moída no vapor

para 4 pessoas

450 g / 1 libra de carne picada (picada)
2 cebolas finamente picadas
100 g de castanhas d'água finas
bagunçado
60 ml / 4 colheres de sopa de molho de soja
60 ml / 4 colheres de sopa de vinho de arroz ou xerez seco
sal e pimenta moída na hora

Misture todos os ingredientes, tempere a gosto com sal e pimenta. Pressione em uma tigela pequena resistente ao calor e coloque em um vaporizador sobre água fervente. Cubra e cozinhe no vapor por cerca de 20 minutos até que a carne esteja cozida e o prato desenvolva seu próprio molho saboroso.

Carne moída frita com molho de ostra

para 4 pessoas

30 ml / 2 colheres de sopa de óleo de amendoim
2 dentes de alho, picados
225 g / 8 onças de carne moída (picada)
1 cebola picada
50 g de castanhas d'água picadas
50 g de broto de bambu picado
15 ml / 1 colher de sopa de molho de soja
30 ml / 2 colheres de sopa de vinho de arroz ou xerez seco
15 ml / 1 colher de sopa de molho de ostra

Aqueça o óleo e frite o alho até dourar levemente. Junte a carne e mexa até dourar de todos os lados. Adicione a cebola, as castanhas d'água e os brotos de bambu e frite por 2 minutos. Adicione o molho de soja e vinho ou xerez, tampe e cozinhe por 4 minutos.

rolinho de carne

para 4 pessoas

350 g / 12 onças de carne picada (picada)
1 ovo batido
5 ml / 1 colher de chá de fubá (farinha de milho)
5 ml / 1 colher de chá de óleo de amendoim
sal e pimenta moída na hora
4 cebolinhas (primavera), picadas
8 rolinhos primavera óleo para fritar

Misture a carne, ovo, amido de milho, óleo, sal, pimenta e cebolinha. Reserve por 1 hora. Coloque a massa em cada rolinho primavera, dobre, dobre para os lados e, em seguida, enrole os pacotes, selando as bordas com um pouco de água. Aqueça o óleo e frite os pães até dourar e fritar. Coe bem antes de servir.

Bolinhas de carne e espinafre

para 4 pessoas

450 g / 1 libra de carne picada (picada)

1 ovo

100g / 4 onças farinha de rosca

60 ml / 4 colheres de sopa de água

15 ml / 1 colher de fubá (farinha de milho)

2,5 ml / ¬Ω colher de chá de sal

15 ml / 1 colher de sopa de vinho de arroz ou xerez seco

30 ml / 2 colheres de sopa de óleo de amendoim

45 ml / 3 colheres de sopa de molho de soja

120 ml / 4 onças / ¬Ω xícara de caldo de carne

350 g de espinafre ralado

Misture a carne, o ovo, a farinha de rosca, a água, o amido de milho, o sal e o vinho ou xerez. Forme bolas do tamanho de uma noz. Aqueça o óleo e frite as almôndegas até dourar de todos os lados. Retire da panela e escorra o excesso de óleo. Adicione o molho de soja e o caldo à panela e reserve as almôndegas. Deixe ferver, tampe e cozinhe por 30 minutos, virando de vez em quando. Cozinhe o espinafre em uma panela separada até ficar macio, misture com a carne e aqueça.

Carne Frita Com Tofu

para 4 pessoas

20 ml / 4 colheres de chá de farinha de milho (amido de milho)

10 ml / 2 colheres de chá de molho de soja

10 ml / 2 colheres de chá de vinho de arroz ou xerez seco

225 g / 8 onças de carne moída (picada)

2,5 ml / ½ colher de chá de açúcar

30 ml / 2 colheres de sopa de óleo de amendoim

2,5 ml / ½ colher de chá de sal

1 dente de alho amassado

120 ml / 4 onças / ½ xícara de caldo de carne

225 g de tofu em cubos

2 cebolinhas (mola), picadas

uma pitada de pimenta moída na hora

Misture metade da farinha de milho, metade do molho de soja e metade do vinho ou xerez. Adicione à carne e misture bem. Aqueça o óleo e frite o sal e o alho por alguns segundos. Adicione a carne e frite até dourar. Adicione o caldo e ferva. Adicione o tofu, tampe e cozinhe por 2 minutos. Junte a farinha de milho restante, o molho de soja e o vinho ou xerez, adicione à panela e cozinhe, mexendo, até o molho engrossar.

Cordeiro com espargos

para 4 pessoas

350g / 12 onças aspargos

450 g / 1 libra de cordeiro magro

45 ml / 3 colheres de sopa de óleo de amendoim (amendoim)

sal e pimenta moída na hora

2 dentes de alho, picados

250ml / 8 onças / 1 xícara de caldo

1 tomate, sem pele, cortado em oitavos

15 ml / 1 colher de fubá (farinha de milho)

45 ml / 3 colheres de sopa de água

15 ml / 1 colher de sopa de molho de soja

Corte os espargos em pedaços diagonais e coloque-os numa tigela. Despeje sobre a água fervente e deixe por 2 minutos, escorra. Corte o cordeiro em fatias finas contra o grão. Aqueça o óleo e frite o cordeiro até ficar com uma cor clara. Adicione sal, pimenta e alho e frite por 5 minutos. Adicione os aspargos, o caldo e o tomate, deixe ferver, tampe e cozinhe por 2 minutos. Misture o fubá, a água e o molho de soja em uma pasta, misture em uma panela e cozinhe, mexendo, até o molho engrossar.

cordeiro grelhado

para 4 pessoas

450 g de cordeiro magro, cortado em tiras
120ml / 4oz / ¬Ω xícara de molho de soja
120 ml / 4 onças / ¬Ω copo de vinho de arroz ou xerez seco
1 dente de alho amassado
3 cebolinhas (primavera), picadas
5 ml / 1 colher de chá de óleo de gergelim
sal e pimenta moída na hora

Coloque o cordeiro na tigela. Misture o restante dos ingredientes, despeje sobre o cordeiro e deixe marinar por 1 hora. Asse (asse) sobre brasas até que o cordeiro esteja cozido, regando com o molho conforme necessário.

Cordeiro com Feijão Verde

para 4 pessoas

450 g de feijão verde, cortado em juliana
45 ml / 3 colheres de sopa de óleo de amendoim (amendoim)
450 g de cordeiro magro, em fatias finas
250ml / 8 onças / 1 xícara de caldo
5 ml / 1 colher de chá de sal
2,5 ml / ¬Ω colher de chá de pimenta moída na hora
15 ml / 1 colher de fubá (farinha de milho)
5 ml / 1 colher de chá de molho de soja
75 ml / 5 colheres de sopa de água

Escalde o feijão em água fervente por 3 minutos e escorra bem. Aqueça o óleo e frite a carne até dourar levemente de todos os lados. Adicione o caldo, deixe ferver, tampe e cozinhe por 5 minutos. Adicione o feijão, sal e pimenta, tampe e cozinhe por 4 minutos até que a carne esteja cozida. Misture o fubá, o molho de soja e a água até formar uma pasta, misture em uma panela e cozinhe, mexendo, até o molho engrossar.

Cordeiro assada

para 4 pessoas

450 g de pá de borrego sem osso, cortada em cubos
15 ml / 1 colher de sopa de óleo de amendoim
4 cebolinhas (cebolinhas), fatiadas
10 ml / 2 colheres de chá de raiz de gengibre ralada
200ml / ¬Ω pt / 1¬° xícara de caldo de galinha
30 ml / 2 colheres de sopa de açúcar
30 ml / 2 colheres de sopa de molho de soja
15 ml / 1 colher de sopa de molho hoisin
15 ml / 1 colher de sopa de vinho de arroz ou xerez seco
5 ml / 1 colher de chá de óleo de gergelim

Escalde o cordeiro em água fervente por 5 minutos e escorra. Aqueça o óleo e frite o cordeiro por cerca de 5 minutos até dourar. Retire da panela e seque em papel de cozinha. Remova tudo menos 15ml/1tbsp de óleo da panela. Aqueça o óleo e frite a cebolinha e o gengibre por 2 minutos. Retorne a carne para a panela com os ingredientes restantes. Deixe ferver, tampe e cozinhe por 1 Ω horas até que a carne esteja macia.

Cordeiro com brócolis

para 4 pessoas

75 ml / 5 colheres de sopa de óleo de amendoim (amendoim)
1 dente de alho amassado
450 g de borrego cortado em tiras
450 g / 1 libra de floretes de brócolis
250ml / 8 onças / 1 xícara de caldo
5 ml / 1 colher de chá de sal
2,5 ml / ¬Ω colher de chá de pimenta moída na hora
30 ml / 2 colheres de sopa de farinha de milho (amido de milho)
75 ml / 5 colheres de sopa de água
5 ml / 1 colher de chá de molho de soja

Aqueça o azeite e frite o alho e o borrego até ficarem bem cozinhados. Adicione o brócolis e o caldo, deixe ferver, tampe e cozinhe por cerca de 15 minutos até que o brócolis esteja macio. Tempere com sal e pimenta. Misture o fubá, a água e o molho de soja em uma pasta, misture em uma panela e cozinhe, mexendo, até o molho engrossar.

Cordeiro com Castanhas D'água

para 4 pessoas

350 g / 12 onças de cordeiro magro, cortado em pedaços
15 ml / 1 colher de sopa de óleo de amendoim
2 cebolinhas (spring ons), fatiadas
2 fatias de raiz de gengibre picadas
2 pimentões vermelhos picados
600 ml / 1 pt / 2 ohm copo de água
100 g/4 onças de nabos, em cubos
1 cenoura, em cubos
1 pau de canela
2 dentes de anis estrelado
2,5 ml / ¬Ω colher de chá de açúcar
15 ml / 1 colher de sopa de molho de soja
15 ml / 1 colher de sopa de vinho de arroz ou xerez seco
100g / 4oz castanhas de água
15 ml / 1 colher de fubá (farinha de milho)
45 ml / 3 colheres de sopa de água

Escalde o cordeiro em água fervente por 2 minutos e escorra. Aqueça o óleo e frite a cebolinha, o gengibre e a pimenta por 30 segundos. Adicione o cordeiro e frite até ficar bem coberto com os temperos. Adicione os restantes ingredientes excepto as castanhas de água, a farinha de milho e a água, deixe ferver, tape parcialmente e deixe cozinhar cerca de 1 hora até o borrego estar macio. Verifique ocasionalmente e complete com água fervente, se necessário. Retire a canela e o anis estrelado, junte as castanhas de água e cozinhe destapado cerca de 5 minutos. Misture o fubá com a água até obter uma pasta e misture um pouco no molho. Cozinhe em fogo baixo, mexendo até o molho engrossar.

cordeiro com repolho

para 4 pessoas

45 ml / 3 colheres de sopa de óleo de amendoim (amendoim)
450 g de borrego cortado em fatias finas
sal e pimenta-do-reino moída na hora
1 dente de alho amassado
450 g de bok choy, desfiado
120ml / 4oz / ¬Ω xícara de estoque
15 ml / 1 colher de fubá (farinha de milho)
15 ml / 1 colher de sopa de molho de soja
60 ml / 4 colheres de sopa de água

Aqueça o azeite e frite o cordeiro, sal, pimenta e alho até dourar levemente. Adicione o repolho e misture até ficar coberto com óleo. Adicione o caldo, deixe ferver, tampe e cozinhe por 10 minutos. Misture o fubá, o molho de soja e a água até formar uma pasta, misture em uma panela e cozinhe, mexendo, até o molho engrossar.

Cordeiro Chow Mein

para 4 pessoas

450 g / 1 libra de macarrão de ovo

45 ml / 3 colheres de sopa de óleo de amendoim (amendoim)

450 g de borrego cortado às rodelas

1 cebola picada

1 coração de aipo, cortado em fatias

100g / 4oz Cogumelos

100 g de broto de feijão

20 ml / 2 colheres de chá de farinha de milho (amido de milho)

175 ml / 6 onças / ¬œ xícara de água

sal e pimenta moída na hora

Cozinhe o macarrão em água fervente por cerca de 8 minutos e depois escorra. Aqueça o óleo e frite o cordeiro até dourar levemente. Adicione a cebola, o aipo, os cogumelos e os rebentos de feijão e

frite por 5 minutos. Misture o amido de milho com a água, despeje na panela e deixe ferver. Cozinhe em fogo baixo, mexendo até o molho engrossar. Despeje sobre o macarrão e sirva imediatamente.

curry de cordeiro

para 4 pessoas

30 ml / 2 colheres de sopa de óleo de amendoim

2 dentes de alho, picados

1 fatia de raiz de gengibre, picada

450 g de cordeiro magro, em cubos

100 g de batatas em cubos

2 cenouras em cubos

15 ml / 1 colher de sopa de caril em pó

250ml / 8 onças / 1 xícara de caldo de galinha

100 g / 4 onças de cogumelos, fatiados

1 pimentão verde, em cubos

50 g de castanhas de água, cortadas em pedaços

Aqueça o óleo e frite o alho e o gengibre até dourar levemente. Adicione o cordeiro e frite por 5 minutos. Adicione as batatas e as cenouras e frite por 3 minutos. Adicione o curry e frite por 1 minuto. Adicione o caldo, deixe ferver, tampe e cozinhe por cerca de 25 minutos. Adicione os cogumelos, pimenta e castanhas de água e cozinhe por 5 minutos. Se preferir um molho mais grosso, cozinhe por alguns minutos para reduzir o molho ou engrosse com 15 ml / 1 colher de amido de milho misturado com um pouco de água.

cordeiro perfumado

para 4 pessoas

30 ml / 2 colheres de sopa de óleo de amendoim
450 g de cordeiro magro, em cubos
2 cebolinhas (mola), picadas
1 dente de alho amassado
1 fatia de raiz de gengibre, picada
120ml / 4oz / ¬Ω xícara de molho de soja
15 ml / 1 colher de sopa de vinho de arroz ou xerez seco
15 ml / 1 colher de sopa de açúcar mascavo
2,5 ml / ¬Ω colher de chá de sal
pimenta moída na hora
300 ml / ¬Ω pt / 1-º copo de água

Aqueça o óleo e frite o cordeiro até dourar levemente. Adicione a cebolinha, o alho e o gengibre e frite por 2 minutos. Adicione o molho de soja, vinho ou xerez, açúcar e sal e tempere com pimenta a gosto. Misture bem os ingredientes. Adicione a água, deixe ferver, tampe e cozinhe por 2 horas.

Cubos de Cordeiro Grelhado

para 4 pessoas

120 ml / 4 fl oz / ½ xícara de óleo de amendoim (amendoim)

60 ml / 4 colheres de sopa de vinagre de vinho

2 dentes de alho, picados

15 ml / 1 colher de sopa de molho de soja

5 ml / 1 colher de chá de sal

2,5 ml / ½ colher de chá de pimenta moída na hora

2,5 ml / ½ colher de chá de orégano

450 g de cordeiro magro, em cubos

Misture todos os ingredientes, tampe e deixe macerar de um dia para o outro. Seco. Coloque a carne na grelha (asador) e grelhe (assado) por cerca de 15 minutos, virando várias vezes, até que o cordeiro esteja macio e levemente dourado.

Cordeiro com Mangetout

para 4 pessoas

2 dentes de alho, picados

2,5 ml / ½ colher de chá de sal

450 g de borrego cortado em cubos

30 ml / 2 colheres de sopa de farinha de milho (amido de milho)

30 ml / 2 colheres de sopa de óleo de amendoim

450 g de ervilha-torta cortada em 4

250ml / 8 onças / 1 xícara de caldo de galinha

10 ml / 2 colheres de chá de raspas de limão

30 ml / 2 colheres de sopa de mel

30 ml / 2 colheres de sopa de molho de soja

5 ml / 1 colher de chá de coentro moído

5 ml / 1 colher de chá de cominho moído

30 ml / 2 colheres (sopa) de extrato de tomate (pasta)

30 ml / 2 colheres de sopa de vinagre de vinho

Junte o alho e o sal e misture com o cordeiro. Pincele o cordeiro com fubá. Aqueça o óleo e frite o cordeiro até ficar cozido. Adicione as ervilhas e frite por 2 minutos. Misture o restante do fubá com o caldo e despeje na panela com o restante dos ingredientes. Deixe ferver, mexendo, e cozinhe por 3 minutos.

Cordeiro marinado

para 4 pessoas

450 g / 1 libra de cordeiro magro
2 dentes de alho, picados
5 ml / 1 colher de chá de sal
120ml / 4oz / ¬Ω xícara de molho de soja
5 ml / 1 colher de chá de sal de aipo
óleo para fritar

Coloque o cordeiro em uma panela e apenas cubra com água fria. Adicione o alho e o sal, deixe ferver, tampe e cozinhe por 1 hora até que o cordeiro esteja cozido. Retire da panela e escorra. Coloque o cordeiro em uma tigela, adicione o molho de soja e polvilhe com sal de aipo. Cubra e reserve por 2 horas ou durante a noite. Corte o cordeiro em pedaços pequenos. Aqueça o óleo e frite o cordeiro até ficar macio. Coe bem antes de servir.

Cordeiro com Cogumelos

para 4 pessoas

45 ml / 3 colheres de sopa de óleo de amendoim (amendoim)
350 g de cogumelos fatiados
100 g/4 onças de brotos de bambu, fatiados
3 fatias de raiz de gengibre picadas
450 g de borrego cortado em fatias finas
250ml / 8 onças / 1 xícara de caldo
15 ml / 1 colher de fubá (farinha de milho)
15 ml / 1 colher de sopa de molho de soja
60 ml / 4 colheres de sopa de água

Aqueça o óleo e frite os cogumelos, brotos de bambu e gengibre por 3 minutos. Adicione o cordeiro e frite até dourar levemente. Adicione o caldo, deixe ferver, tampe e cozinhe por cerca de 30 minutos até que o cordeiro esteja cozido e o molho reduzido pela metade. Misture o fubá, o molho de soja e a água, misture na panela e cozinhe, mexendo, até o molho ficar claro e espesso